社区卫生工作实用丛书

丛书总主编 汪华　　副总主编 吴红辉 姜仑 周明浩

社区常见传染病
预防控制手册

主　编：朱凤才　汤奋扬

副主编：鲍倡俊　傅更锋　汪志国

编　者：（按姓氏拼音排序）

艾　静	鲍倡俊	陈国红	陈　勇
傅更锋	高　君	胡海洋	胡建利
黄昊頔	霍　翔	嵇　红	金广杰
康国栋	梁　祁	刘元宝	陆　伟
孙　翔	汤奋扬	汪志国	王笑辰
许　可	张连华	张雪峰	周伟忠
周　扬			

苏州大学出版社
Soochow University Press

图书在版编目(CIP)数据

社区常见传染病预防控制手册 / 朱凤才,汤奋扬主编. —苏州:苏州大学出版社,2016.1
(社区卫生工作实用丛书 / 汪华主编)
ISBN 978-7-5672-1467-5

Ⅰ.①社… Ⅱ.①朱… ②汤… Ⅲ.①传染病防治—手册 Ⅳ.①R183-62

中国版本图书馆 CIP 数据核字(2015)第 237910 号

书 名	:社区常见传染病预防控制手册	
主 编	:朱凤才 汤奋扬	
责任编辑	:童丽慧 李寿春	
出版发行	:苏州大学出版社	
社 址	:苏州市十梓街 1 号(邮编:215006)	
印 刷	:苏州工业园区美柯乐制版印务有限责任公司	
开 本	:700 mm×1 000 mm 1/16 印张:13 字数:234 千	
版 次	:2016 年 1 月第 1 版	
印 次	:2016 年 1 月第 1 次印刷	
书 号	:ISBN 978-7-5672-1467-5	
定 价	:32.00 元	

凡购本社图书发现印装错误,请与本社联系调换。
服务热线:0512-65225020

序

　　社区是宏观社会的缩影。开展社区卫生服务是社区建设的重要内容。社区卫生服务是在政府领导、社会参与和上级卫生机构指导下，以基层卫生机构为主体、以全科医师为骨干、合理使用社区资源和适宜技术，向社区居民提供综合性、主动性、连续性的基层卫生服务。社区卫生服务以社区居民健康为中心，以家庭为单位，以社区为范围，以需求为导向，以解决社区主要卫生问题、满足居民公共卫生服务和基本医疗服务需求为目的，是基层卫生工作的重要组成部分，是深化医药卫生综合改革的交汇点，也是实现"人人享有基本卫生保健"目标的基础环节。

　　改革开放以来，我国社区卫生事业有了很大发展，服务规模不断扩大，医疗条件明显改善，疾病防治能力显著增强，为增进人民健康发挥了重要作用。随着经济社会快速发展和居民生活水平的显著提高，社区卫生工作的质与量都发生了根本性的变化，但社区卫生工作者的专业素质与居民健康需求相比，目前仍存在较大差距。因此，加强基层社区卫生队伍的教育和培训，提高他们对社区卫生工作重要意义的认识，全面掌握社区卫生工作的目的、理论、知识和技能，成为当前极为紧迫和重要的工作。

　　这套《社区卫生工作实用丛书》就是为了适应现代社区卫生与文明建设的需要而设计的，注重实践、注重技能，全面反映了社区卫生工作实际情况，符合新时期和谐社区、文明社区、健康社区建设的新要求。《社区卫生工作实用丛书》由江苏省卫生和计划生育委员会策划，组织江苏省疾病预防控制中心、江苏省血吸虫病防治研究所、南京脑科医院等单位的几十位专业对口、经验丰富的专家精心编撰，历时一年多时间，把社区卫生工作者必须了解和掌握的"三基"知识撰写成册，力求打造成一套既是社区卫生工作者必备的实用指导工具书，又是基层社区公共服务人员喜爱的卫生知识参考书。

《社区卫生工作实用丛书》共有 10 个分册,涉及社区健康教育指导、社区心理健康服务、社区环境卫生、社区常见传染病预防与治疗、社区消毒与有害生物防控、社区常见寄生虫病防治、社区预防接种、社区营养与食品安全、社区灾难危机中的疾病控制与防护、社区卫生中辐射防护等内容。本丛书内容有别于教科书,没有介绍繁杂的基础理论,而是从基层卫生防护、疾病预防与控制工作的实际需要出发,力求内容新颖实用,通俗易懂,可操作性强,给广大社区卫生工作者以实际可行的指导,引导他们迅速掌握现代卫生防病保健的新理论、新技术,密切结合社区工作实际,把社区卫生工作做得更好、更加扎实。

　　希望本丛书成为基层卫生工作者开展社区卫生工作的一本实战手册,并能在实际工作中进一步修正和完善。同时,希冀通过本丛书的出版,带动开展"文明·卫生·健康社区行"活动,送卫生知识到社区,进万家,在社区中掀起全民"讲文明卫生,保社区平安"的热潮,从而提高社区全体居民的健康水平,为建设文明和谐的健康社区服务。

江苏省卫生和计划生育委员会副主任

二〇一五年八月

前　言 ⋯⋯⋯⋯⋯⋯⋯⋯⋯

　　人类与传染病之间有着永不停息的抗争,传染病伴随着人类文明进程而来,并对人类文明产生深刻和全面的影响,因传染病的肆虐而对世界殖民史和当时政治、经济、军事产生重大影响的事例,简直不胜枚举。传染病疫情呈现新病不断出现、旧病不断复燃的严峻局面。尤其是对新出现的许多传染病,人体没有免疫力,大多数都曾有过大规模的暴发流行,并且没有找到有效的治疗和控制手段。其中,尤以艾滋病和埃博拉出血热最为引人注目。艾滋病首次发现于 1981 年,目前其造成的危险已经超过了 14 世纪的"黑死病"和1918—1919 年的"西班牙"流感,这两种疾病都曾夺去了上千万人的生命。全世界科学和公共卫生团体必须面对这样一个现实:我们必须面对传染疾病带来的永恒的挑战,随时准备投入应对这场无声的战争。

　　我国的《传染病防治法》明确提出对传染病实行预防为主的方针策略,传染病预防和控制的根本在于早发现、早报告、早诊断、早隔离和早治疗。社区是传染病预防和控制的前沿和网底,承担着传染病预防控制相关的健康教育宣传、疫苗免疫接种、监测预警和风险管理、疫情调查、疫点消杀和接触者医学观察随访等重要的职责。目前社区卫生服务机构尚存在重医轻防,传染病防治制度不健全、传染病诊治水平不高,存在漏诊和误诊,传染病报告意识不强等现象。因此,一方面要加大对社区卫生服务机构传染病防治工作的督导,另一方面要努力提升基层社区医护人员的传染病防治水平。

　　本书是《社区卫生工作使用丛书》中关于社区常见传染病预防控制分册。全书以简单实用为原则,由多年从事传染病预防控制的疾病预防控制系统专家精心编著,既概括了传染病基础知识,又突出介绍了 30 余种常见传染病的临床特征、病原学特征、流行特征和预防控制措施,对提高社区基层医务人员对传染病的认识和发现能力大有裨益。此外,作为附录列出了与传染病预防控制相关的传染病潜伏期、隔离期、检疫期。

　　本书主要为基层社区从事传染病预防控制工作的人员设计，对社区卫生人员和临床医护人员常见传染病也都非常实用，是指导基层社区卫生人员的有效帮手。

目 录

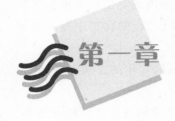

第一章

传染病基础知识

第一节　传染病的基本特征

一、病原体

每一种传染病都是由特异的病原体(包括各种微生物或寄生虫)引起的,如霍乱由霍乱弧菌感染所致、疟疾由疟原虫感染所致等,这与非传染病如糖尿病等有所区别,其一般没有某个特定的病因。病原体作为致病因子,它在机体内发生、发展的过程,对传染病的发生和流行具有十分重要的意义。

二、传染性

所有传染病都有一定的传染性,病原体能通过某种途径感染他人,这是传染病与其他感染性疾病的主要区别。患者有传染性的时期称为传染期,是隔离传染病患者的依据之一。

三、流行病学特征

传染病的流行受各种社会和自然因素的影响,表现出各种流行病学特征。

1. 流行性

传染病按其流行强度可分为散发、暴发、流行和大流行。

(1) 散发　某种传染病以散在形式发生或处于常年发病水平,各例患者在发生时间与发生地点上没有明显的联系,多见于人群对某病的免疫水平提高,或某病的隐性感染比例高,或传播难以实现及潜伏期长的疾病。

（2）暴发　在某一局部地区或集体单位中,短期内突然出现大批临床症状相似的病人,大多因同一传染源或同一传播途径所致,如食物中毒。多数患者发生于该病的最长潜伏期内。

（3）流行　某地区某病的发病水平显著超过该病常年的发病水平,或为散发水平的若干倍时。

（4）大流行　某病在一定时间内迅速传播,波及全国各地甚至超出国界、州界,如 2009 年的甲型 H1N1 流感大流行。

2. 季节性

传染病的发病因气温和媒介昆虫的密度而每年呈现季节性升高,如肠道传染病和登革热等虫媒传染病。

3. 地方性

由于中间宿主、地理环境、气候、居民生活习惯等因素,某些传染病常局限于一定地区范围内,如血吸虫病、肾综合征出血热、发热伴血小板减少综合征。

4. 周期性

由于人群免疫水平的下降,易感人群的积累,某些传染病如流感、麻疹等,往往若干年出现一次较大的流行。

四、感染后免疫

人体感染病原体后,都能产生针对该病原体及其产物(如毒素)的特异性免疫。这种通过自然感染而获得的免疫属于自动免疫,不同病原体感染后免疫持续时间有很大差异。一般来说,病毒性传染病获得的免疫时间较为持久,有的甚至保持终身,但也有例外,如流感,其感染后免疫持续时间一般不超过 1 年;而细菌、螺旋体、原虫性传染病感染后免疫持续时间通常较短,仅为数月至数年,但也有例外,如伤寒。

第二节　传染病的流行过程

传染病的流行过程是指传染病在人群中的发生、传播蔓延及转归。流行过程的发生需要三个基本条件(三个环节)。

一、传染源

传染源是指体内有病原体生长繁殖并能将其排出体外的人和各种动物。水和食物及某些昆虫等媒介,可将病原体传给易感机体,但其不能使病原体长期存活和大量繁殖,因而不能称为传染源。传染源一般分为以下四种:

1. 患者

感染病原体后出现临床症状(显性感染)的传染病患者是大多数传染病的重要传染源。大多数传染病,显性感染只占全部感染者的小部分,但麻疹、禽流感等少数传染病,大多数感染者表现为显性感染。

2. 隐性感染者

隐性感染又称亚临床感染,指病原体侵入机体后仅使机体产生特异性免疫应答(如产生特异性抗体),而在临床上不显示任何症状、体征甚至生化改变,但能从体内排出病原体,因而成为重要的传染源。大多数病毒性疾病,隐性感染是最常见的表现。

3. 病原携带者

病原携带者指无任何临床症状但能排出病原体的人,因而难以被发现和管理,在传染病的传播中扮演重要角色。其作为传染源的意义大小与排出病原体的性质、数量,病原携带时间,携带者的职业、卫生习惯及其所处卫生环境条件、周围人群的易感水平等有关。

4. 感染动物

很多动物可以作为人传染病的感染源,如感染布氏杆菌的羊、牛,感染狂犬病毒的犬,感染鼠疫菌的老鼠,感染禽流感的禽类等;人对这些病原体的易感性、传染过程、流行方式等与动物有所不同,动物作为传染源的意义取决于感染动物的数量、与人接触的机会及方式。

二、传播途径

病原体离开传染源到达另一个易感者的途径称为传播途径。

(1)经呼吸道传播 停留、悬浮于空气中的含有病原体的飞沫核或尘埃,被易感染吸入后致其感染。主要见于以呼吸道为侵入门户的传染病,如麻疹、白喉、流感、结核等。

(2)经消化道传播 易感者通过食用(饮用)被病原体污染的各种食物和水源而感染,主要见于以消化道为侵入门户的传染病,如霍乱、伤寒、痢疾、甲肝、戊肝等。

(3)经接触传播 易感者直接或间接接触被病原体污染的水体、土壤时感染,如通过接触疫水感染钩端螺旋体、血吸虫,通过接触污染的土壤感染炭疽、破伤风、蛔虫病,通过性接触感染乙型病毒性肝炎、艾滋病等。

（4）经虫媒传播　易感者通过被感染的吸血节肢动物叮咬而感染,如通过蚊虫叮咬感染疟疾、登革热,通过蜱虫叮咬感染发热伴血小板减少综合征、莱姆病,通过螨虫叮咬感染恙虫病等。

三、人群易感性

对某一传染病缺乏特异性免疫力的人称为易感者,易感者在某一人群中的比例决定该人群的易感性。当易感者在某一特定人群中达到一定水平时,如果又有传染源及合适的传播途径存在,则很容易发生该传染病的流行。

第三节　影响流行过程的因素

传染病的流行除了与三个基本环节有关外,还受到自然因素和社会因素的影响。

一、自然因素

自然环境中的地理、气候和生态等因素,通过影响传染病流行的三个基本环节对传染病的发生、发展发挥作用。地理和气候因素对被视为传染源和媒介的节肢动物的生长、繁殖和活动都有影响,生态环境往往影响野生动物的生存和活动区域分布,气候因素也影响动物和候鸟的迁徙、影响病原体在外环境中的生存能力、降低机体的非特异性免疫;某些自然生态环境有助于传染病在野生动物之间传播,如鼠疫、恙虫病等自然疫源性传染病。

二、社会因素

包括人类的一切活动,如人们的卫生习惯、卫生条件、医疗卫生状况、生活条件、居住环境、人口流动、风俗习惯、宗教信仰、社会动荡等。传染病的流行,很大程度上受到了社会因素的影响,如自来水的普及和农村改厕使得肠道传染病大幅度下降,外来务工人员的涌入所带来的流动儿童使得一些疫苗针对性疾病难以有效控制。

第四节　传染病预防控制的基本原则

一、管理传染源

（一）早发现、早诊断

早期发现和早期诊断可尽早确定传染源并采取相应措施，是预防传染病传播的重要环节。通过广泛的卫生宣传教育、提高各级医疗卫生人员的识别能力、对传染病接触者进行医学观察、国境和疫区卫生检疫等可尽早发现传染病。

（二）传染病疫情报告

发现和诊断的传染病患者要及时报告，相关部门才能采取相应措施防止传染病的传播。我国《传染病防治法》规定，对传染病实施分类管理，目前传染病分为甲、乙、丙三类共 39 种；对于甲类传染病及 SARS、肺炭疽等参照甲类管理的乙类传染病，要求 2 h 内报告；其他的乙类和丙类传染病要求 24 h 内报告。

（三）隔离治疗传染源

传染病患者是重要的传染源，对发现的传染病患者要及时隔离，将患者置于不能向外传播的条件下，防止病原体的扩散，同时对其进行治疗，消除其传染性。甲类传染病及参照甲类管理的部分乙类传染病需要强制隔离；乙类传染病需严格管理，可住院或居家隔离，直至治愈；丙类传染病及部分传染源作用不大的乙类传染病可不必隔离。隔离期限自发病之日起到传染性完全消失止。各种传染病的隔离期各不相同，其长短取决于该病的传染期。

（四）病原携带者

病原携带者无临床症状，对其主要通过实验室病原学检测来发现，进行登记管理，指导督促其养成良好的个人行为，限制其从事易使该病传播扩散的职业和工种，如艾滋病和乙肝病原携带者不得献血，伤寒带菌者不得从事饮食、饮水和用水相关职业等。

（五）传染病接触者

传染病接触者是指与传染源有密切接触，可能受感染的易感者。对其应从接触的最后一天算起，至该传染病的最长潜伏期。甲类和参照甲类管理的乙类传染病的接触者，需要将其收留在指定场所，限制其活动范围，进行观察、检验、诊治（留验）；其他乙类和丙类传染病的接触者可正常工作和学习，但要接受体检、测量体温、病原学检查和必要的卫生处理。对某些传染病的接触者可采取紧急预防接种或药物预防。

（六）感染的动物

根据传染病的性质和动物的经济价值，采取捕杀、隔离、治疗及预防措施。对老鼠、蚊子等无经济价值的动物，应坚决灭杀；对患禽流感、炭疽等的家禽家畜，应处死后深埋或焚烧，严禁宰杀后食用及使用皮毛；对危害不大且有经济价值的患病动物，应专圈隔离、治疗和消毒。

二、切断传播途径

（一）改善卫生居住条件

加强食品卫生，管理好水源和粪便，可有效降低肠道传染病的发病率。保持室内尤其是公共场所的通风，并保持良好的个人卫生习惯，有助于减少呼吸道传染病的传播。消灭居住场所及周边环境的蚊蝇滋生，通过物理、化学、生物等方法杀灭"四害"等病媒，可有效防止虫媒传染病的发生。

（二）加强血源和血制品管理

加强献血员的管理、对献血员进行病原学筛查、使用一次性针具、做好重复使用器具的消毒以及生物制品的管理，是降低经血传播的病毒性肝炎、艾滋病等的重要措施。

（三）加强消毒和院内感染管理

消毒是杀灭病原体、切断传播途径的重要措施。医疗机构应加强卫生管理和消毒隔离制度，减少院内感染的发生。

三、保护易感人群

（一）健康教育

健康教育是预防传染病、保护易感者的重要手段，需要政府主导以及媒体和大众的参与。健康教育的内容包括各种传染病的流行特征及防止传播的知识，使易感者通过改善营养、锻炼身体来预防传染病，传染病流行期避免与患者接触。

（二）预防接种

一种方式是用具有免疫原性的物质（疫苗或类毒素）接种于易感者体内，使机体产生相应病原体的特异性免疫力，主动保护易感者，免疫产生需要一定时间，但免疫力持久；另一种方式是使用含有特异性抗体的免疫血清或细胞因子,使机体立即获得特异性免疫,但免疫持续时间较短,主要用于应急预防。

(三) 预防性服药

某些传染病的易感人群,在传染病暴发或流行期,可采用药物预防,如用氧氟沙星预防霍乱、红霉素预防白喉、金刚烷胺预防流感等。

第二章

传染病及暴发疫情的报告与处置

第一节　传染病与突发公共卫生事件的登记和报告

一、传染病登记和报告

（一）传染病相关登记

1. 门诊日志

前来就诊的患者要逐一登记在门诊日志上，日志登记数与挂号数或处方数相符合，符合率要求达 85% 以上，且应该包含所有最终诊断为法定传染病的患者记录。

门诊日志至少要包括就诊日期、姓名、性别、年龄、职业、现住址、病名（初步诊断）、发病日期、初诊或复诊等 9 项基本内容。

门诊日志应由临床医生填写，病名项目应填写诊断的病名，不能填写症状。要求登记填写完整，分科室、分月份装订成册并保存 3 年备查。

对于发热患者，要在门诊日志上标明体温和相关流行病学史；对于 14 岁及以下的儿童，要填写家长姓名；对诊断（含疑似）为传染病的患者，要详细填写家庭住址及联系方式。

门诊日志上已报告的传染病应有"疫情已报"标记。

建立 HIS 系统的医疗机构可不登记纸质版门诊日志，但要求系统登记项目不可少于要求的 9 项基本内容。要求各医疗机构有专人熟悉系统操作，同时电子版进行备份。

2. 出入院登记

各住院部应设置出入院登记簿,对住院患者的相关信息进行登记,不得漏登。

出入院登记簿至少包括患者姓名、性别、年龄、职业、现住址、入院日期、入院诊断、出院日期、出院诊断、转归情况(是否死亡、死亡原因、死亡日期)等12项基本内容。要求登记填写完整。

建立 HIS 系统的医疗机构可不登记纸质版出入院登记簿,但要求系统登记项目不可少于要求的12项基本内容。要求各医疗机构有专人熟悉系统操作,同时电子版进行备份。

3. 检验部门、影像部门登记

登记簿至少应包括:患者姓名、送检科室、送检日期、检验结果(影像结果诊断)、检验日期、异常结果反馈记录等项目。

建立 HIS 系统的医疗机构可以用电子记录代替检验登记簿或影像登记簿,要求项目齐全,填写完整,各医疗机构有专人熟悉系统操作,每日自查。有异常结果要求另行登记,至少应包括:患者姓名、送检日期、送检科室和医师、样品名称、检验结果、检验医生、检验日期、异常结果反馈记录等。

检验科、放射科发现传染病阳性(异常)结果时,须将检查结果交至首诊医生处,由医生统一发放,同时电话报告预防保健科。如果检验量大,可设立专门阳性报告领取处,统一发放,便于管理。

4. 传染病疫情登记

医疗机构预防保健科应设置传染病疫情总登记簿,各诊疗科室设置本科室传染病疫情登记簿,传染病疫情管理人员将本机构内传染病报告卡收集后,按病种进行统一汇总、登记。

传染病疫情登记簿至少应包括以下内容:患者姓名、性别、年龄、职业、14岁以下儿童家长姓名、常住地址(学生同时填写就读学校/幼儿园)、诊断、发病日期、就诊日期、报告日期、报告人、收卡日期、收卡人。

(二)传染病报告

1. 报告病种

现行《中华人民共和国传染病防治法》中规定的甲、乙、丙三类共39种传染病。

(1)甲类传染病(2种):鼠疫、霍乱。

(2)乙类传染病(26种):传染性非典型肺炎、艾滋病、病毒性肝炎、脊髓灰质炎、人感染高致病性禽流感、麻疹、流行性出血热、狂犬病、流行性乙型脑炎、登革热、炭疽、细菌性和阿米巴性痢疾、肺结核、伤寒和副伤寒、流行性脑脊髓膜炎、百日咳、白喉、新生儿破伤风、猩红热、布鲁菌病、淋病、梅毒、钩端螺旋体病、血吸虫病、疟疾、人感染 H7N9 禽流感。

（3）丙类传染病（11 种）：流行性感冒、流行性腮腺炎、风疹、急性出血性结膜炎、麻风病、流行性和地方性斑疹伤寒、黑热病、包虫病、丝虫病、手足口病，除霍乱、细菌性和阿米巴性痢疾、伤寒和副伤寒以外的感染性腹泻病。

（4）其他传染病。国家卫生和计划生育委员会（国家卫生计生委）或省级人民政府决定列入乙类、丙类传染病管理的上述病种以外的其他传染病。

（5）其他疫情。其他暴发、流行、原因不明的传染病，可疑新发传染病。

2. 报告时限

（1）应于 2 h 内报告。应于 2 h 内通过传染病疫情监测信息系统进行报告的有（未实行网络直报的责任报告单位应于 2 h 内以最快的通讯方式，如电话和传真向当地县级疾病预防控制机构报告，并于 2 h 内寄送出传染病报告卡）：

① 发现甲类传染病和乙类传染病中的肺炭疽、传染性非典型肺炎、脊髓灰质炎；

② 发现其他传染病和不明原因疾病暴发；

③ 某种传染病就诊数突然增多，有可能发生暴发或流行；

④ 历史上未曾出现或本地罕见的传染病；

⑤ 数天内就诊多例同一病症不明原因的急性疾病；

⑥ 急性传染病病例死亡（肺炭疽、传染性非典型肺炎、脊髓灰质炎、人感染高致病性禽流感、人感染 HTN9 禽流感、麻疹、流行性出血热、狂犬病、流行性乙型脑炎、流行性脑脊髓膜炎、布鲁菌病、手足口病等）。

（2）应于 24 h 内报告。对其他乙、丙类传染病患者、疑似患者和规定报告的传染病病原携带者在诊断后，实行网络直报的责任报告单位应于 24 h 内进行网络报告；未实行网络直报的责任报告单位应于 24 h 内向当地县级疾病预防控制机构寄送出传染病报告卡。

（3）其他。如国家卫生计生委下发新的文件或法规对报告时限做出调整，则按最新标准执行。

二、突发公共卫生事件报告

当传染病暴发、群体性中毒、甲类及按照甲类管理的乙类传染病、不明原因肺炎、罕见的传染病等符合《国家突发公共卫生事件相关信息报告管理工作规范（试行版）》报告标准的情况一旦确认，预防保健部门应当在 2 h 内以电话或传真等方式向属地县(区)级疾控中心报告。

具备网络直报条件的要同时在《突发公共卫生事件报告管理信息系统》(简称"突发系统")进行突发公共卫生事件的网络直报(初次报告),直报的信息由县(区)级疾控中心审核后进入国家数据库。

不具备网络直报条件的,应采用最快的通讯方式将《突发公共卫生事件相关信息报告卡》报送属地县(区)级疾控中心,疾控中心对信息进行审核,确定真实性后,2 h内进行网络直报。

一份完整的突发公共卫生事件报告应包括:初次报告、进程报告、结案报告等几方面内容。在进行传染病和流感样病例的突发公共卫生事件报告时,还需进行个案关联,使突发公共卫生事件报告管理信息系统中报告的每起传染病和流感样病例事件,其发病数必须与个案数(流感样病例为标本数)一致。

事件结束后,应进行结案信息报告。达到《国家突发公共卫生事件应急预案》分级标准的突发公共卫生事件结束后,由相应级别卫生行政部门组织评估(正确分级分类可参见中国疾病预防控制中心《关于共享突发公共卫生事件报告和分级标准一览表的函》)。在确认事件终止后2周内,对事件的发生和处理情况进行总结,分析其原因和影响因素,并提出今后对类似事件的防范和处置建议。

第二节　传染病与突发公共卫生事件管理

一、传染病相关信息管理

(一)疫情分析与通报

医疗机构应建立疫情分析与通报制度,定期对报告的传染病疫情进行汇总分析,并对相关科室进行反馈。院内传染病疫情分析工作由传染病与突发公共卫生事件报告管理部门(如预防保健科)承担。

常规监测时,二级及以下医疗机构按季、年进行疫情分析。当传染病暴发、群体性中毒、甲类及按照甲类管理的乙类传染病、不明原因肺炎、罕见的传染病等情况出现时,随时作出专题分析和报告。常规分析病种包括本院诊治和报告的所有传染病,重点是本地区的常见病种、省卫生计生委公布的重点防治传染病。专题分析病种根据事件类型确定。对于报卡较少的二级以下医疗机构,可按现住址统计辖区内报告的传染病进行常规分析,但需要注明。

经分管院长审阅后的本院传染病疫情分析结果和疾控机构反馈的疫情分析应及时向各医技科室进行内部通报。通报可采取例会或召开临时会议、文件或简报、院内信息交流平台等形式。

（二）疫情资料的保存与管理

医疗机构应建立传染病相关记录保存制度，与传染病有关的临床诊疗记录应妥善保管，传染病报告卡及传染病报告记录应由卡片录入单位保留 3 年。

除国家和省级卫生行政部门可依法发布传染病监测信息外，责任报告单位和责任报告人以及传染病防治相关人员无权向社会和无关人员透露，不得泄露传染病患者个人隐私。

（三）信息系统的安全管理

网络直报系统使用人员应采取实名制，填写网络直报用户申请表，经本单位分管领导签字批准后，向属地的县（区）疾病预防控制机构提交申请。获取账号和密码后，应妥善保管，定期修改密码，未经许可，不得转让或泄露信息报告系统操作账号和密码。实行网络直报的计算机应安装杀毒软件、防火墙软件，并定期杀毒。

发现账号、密码已泄露或被盗用时，应立即采取措施，更改密码，同时向上级疾病预防控制机构报告。

应建立、健全传染病疫情与突发公共卫生事件信息查询、使用制度。未经卫生行政主管部门（县区级及以上医疗机构需经同级卫生行政部门、乡镇级及以下医疗机构需经县区卫生行政部门）批准，不得扩大系统使用的范围和权限，其他政府部门和机构查询传染病疫情信息资料，应经同级卫生行政部门批准。

二、传染病与突发公共卫生事件报告的培训

（一）技能培训

医疗机构应当制订对本机构工作人员的培训计划，每年至少对全体工作人员培训一次。医务人员应当掌握与本职工作相关的医院感染预防与控制方面的知识，落实医院感染管理规章制度、工作规范和要求。培训时要做好记录，培训记录包括：培训计划、培训签到表、培训教材、试卷、培训成绩、总结等。

1. 培训对象

所有医务人员，包括新进人员、进修生和实习生。

2. 培训内容

至少包括以下几个方面，同时要包含国家和省最新的相关文件、规范和技术标准。

（1）法律法规 《中华人民共和国传染病防治法》、《突发公共卫生事件应急条例》、《国家突发公共卫生事件相关信息报告管理工作规范（试行版）》、《传染病信息报告管理规范》、《突发公共卫生事件与传染病疫情监测信息报告管理办法》，以及医院感染相关法律法规、医院感染管理相关工作规范和标准。

（2）技术指南 《传染病监测信息网络直报工作与技术指南》、《法定传染病诊断标准》、《传染病报告卡》填写要求等传染病报告专业技术知识。

（3）本机构疫情报告工作要求与流程。

（二）督导检查

医疗机构每年年底前组织对本院该年度的传染病与突发公共卫生事件报告管理工作进行全面检查，以便了解本院传染病与突发公共卫生事件报告管理工作现状及存在问题，查找原因，提出相应的改进措施，以进一步提高本院传染病与突发公共卫生事件报告管理质量。

1. 成立检查小组

由传染病与突发公共卫生事件报告管理部门（如防保科）牵头建立全院自查小组。分管院长任组长，防保科主任、门诊部主任及传染病科（或相关科室）主任共同担任副组长。从防保科、门诊部及传染病科（或相关科室）抽调若干名业务骨干组成自查小组成员。防保科负责起草检查方案，指导和协调自查工作的开展，小组成员负责完成具体的检查工作。检查结束后，传染病与突发公共卫生事件报告管理部门（如防保科）负责将检查结果分析汇总和撰写检查总结。

2. 检查科室及内容

检查科室主要涉及突发公共卫生事件与传染病诊治、报告与管理的门诊、急诊、住院部、防保科、影像部门及检验部门。

检查内容包括制度建设情况，传染病报告相关登记情况，传染病报告卡交接记录，检验、影像部门异常结果反馈情况，异常信息处理，培训情况，疫情分析，疫情资料存档与保管，硬件设施等。

3. 检查情况通报与奖惩

传染病与突发公共卫生事件报告管理部门负责对检查结果进行汇总、分析，并撰写总结报告，总结报告中详细叙述存在的问题，重点分析出现问题的主要原因，并提出针对性的整改措施。总结报告递交给院长与分管院长，并在全院通报。

医疗机构应将传染病与突发公共卫生事件报告和管理工作纳入医院综合目标管理,并与科室及个人的年度考核、评优、奖金分配挂钩。根据检查结果和考核标准,对疫情监测报告工作中成绩突出的科室和个人给予表彰和奖励;对因工作不认真负责出现瞒报、漏报、迟报或谎报等现象的科室和个人,按规定予以相应处罚。

第三节　传染病暴发疫情与突发公共卫生事件的处置

暴发疫情的应对措施包括感染者管理、阻断病原体传播等。尽管由于社会发展、政治因素、公众关注以及当地的紧急状况等原因,严谨、科学地开展暴发疫情控制有时存在困难,但暴发疫情的应对依旧应当遵循科学规律,系统化并基于流行病学证据。下列这些步骤是暴发疫情应对的基本要求,有时可同时应用或跳跃式的进行,依现场情况而定。

一、组织准备

明确调查目的和调查任务后,应组成由流行病学、实验室和临床医学专业人员为主的调查组开展调查,必要时其他卫生相关专业和管理人员也应参与调查。调查组在奔赴现场前,应根据初步获得的信息准备必要的调查资料与物品,如车辆、调查表与文献、调查器材(电脑、照相机)、联系卡、采样与标本转送设备、检测试剂、个人防护用品等。调查组由负责人组织协调、统一指挥。

二、核实诊断

暴发疫情通常由临床医务人员发现并报告,有时来自于社区保健人员、媒体信息或群众举报信息等。临床医生或接到报告的第一责任人,应及时收集暴发疫情的相关信息,如暴发疫情的波及范围,可疑病例的基本信息、发病时间、临床症状与体征、实验室检查结果以及社交活动、与疾病传播可能相关的危险因子信息等,通过综合分析作出合理的判断。临床诊疗过程中已有初步鉴别诊断的,如食物中毒或霍乱等,调查人员务必明确需要采集的标本类型、时间范围和采集规范,及时与开展标本检测的实验室建立联系并沟通。

三、证实暴发

暴发,是指在局部范围内,某人群中某种疾病的发病率显著超过历史平均水平。通过比较报告病例数与历史监测资料,容易发现实际病例数量是否超过上年同期或近年平均发病水平。同时,需考虑诊断标准是否改变,监测系统是否调整,报告要求是否发生变化对病例数量的影响。新型诊疗方法也可能吸引传统病人再次就诊而导致病例"增加"。可以通过访谈接诊医生的方式,确定既往的发病和患病水平,排除这类"假暴发"。以时间为横坐标的发病曲线或反映病例分布的地图均可以显示暴发是否存在。

四、建立病例定义

现场调查中的病例定义应包括时间、地点、人群分布特征及临床症状与实验室信息。在一次暴发疫情的调查处置过程中,病例定义可以被分成若干等级,如疑似病例、可能病例或确诊病例等,以适于不同场合下的需求。在调查早期建议使用较为宽松的定义,如疑似病例,以便于发现更多的病例,提高敏感性;而在验证流行病学假设的过程中,调查人员需采用较为严格的病例定义,如确诊病例,以提高特异性。

五、描述病例及其特征

（一）搜索病例并记录病史

根据病例定义的标准和疾病本身特点和发生地域,通过查看临床诊疗记录、学校因病缺课登记、企业缺勤登记、电话调查、入户走访的方式,搜索所有病例。

记录所有确诊或疑似病例的信息,以便完整地掌握暴发疫情的基本情况。通常这些信息包括:姓名、年龄、性别、职业、居住地点、发病日期或时间、临床症状、近期社交活动,以及针对儿童传染病或其他疾病的疫苗接种种类、剂次和日期信息。视鉴别诊断的需要,还应记录其他相关信息。如果已知疾病的潜伏期,应收集可疑暴露人员或密切接触者的个人信息与联系方式,便于同时开展医学观察与随访。这些信息可以用特制的一览表进行记录。表格复制、资料输入和校验需同病例的报告结合起来。

（二）描述性分析

描述流行病学的主要任务是阐明哪些疾病正在暴发,在何时、何地、何种人群中暴发,即描述流行病学的"三间分布"（时间、地点和人群分布）。通过对病例资料的描述,可以阐明暴发疫情的基本特征,可以明确受到威胁的重点人群,并且提出有关病因、传播方式等的相关假设。比如,以适当的时间间隔,统计发生的病例数,用直方图来表示的流行曲线,对于暴发可能的传播模式、传播途径、流行持续时间、可疑暴露时间等都具有提示作用;病例空间分布的特点,有助于判断病例发生与暴露特性之间的逻辑关系,例如供水系统、风向、气流等;通过地图对病例分布的展示,提供可疑病例发生空间聚集性的线索;通过分析病例在不同人群间分布上的差别,如不同种族、年龄、职业、年级、班组等,来提出疾病在高危人群中的主要危险因素,以开展分析性研究来进行验证。

（三）实验室检测

在高危人群中,开展实验室相关指标的检测,如人群鼻黏膜脑膜炎球菌带菌情况、职业人群布鲁氏杆菌带菌率等。微生物分型和抗生素敏感性数据可以为采取适当的控制措施提供依据。实验室检测结果可以作为佐证暴发来源的重要证据。

六、建立、验证假设

明确暴发原因以及处于哪个阶段。有可能时,尽量明确暴发发生的相关条件。对食源性疾病,需要明确暴发源头、传播载体、环境因素和侵入门户。如果传播的范围已经很广泛了,查明这些情况可能会很困难。与暴发过程相关的所有因素均应予以考虑：① 引起人群发病的病原体及其特点；② 贮存宿主；③ 从贮存宿主或传染源的排出途径；④ 传播方式；⑤ 侵入门户；⑥ 宿主易感性。

一些特殊病例的重点调查,分析与其他病例间的区别,往往能提供重要的线索,以形成假设。例如,校外的送水工,偶尔在学校食堂进餐,与其他学生与教职工同样发病,可明确指向该餐次,并重点调查送水工的食谱与其他发病学生食谱的重叠部分。

通过分析性流行病学设计,如病例对照研究、回顾性队列研究等方法,验证形成的假设。

七、采取控制措施

参与暴发调查和处置的临床医生,流行病学、微生物学、健康教育人员以及和卫生主管当局等各方的协调一致,是有效控制暴发的关键。

（一）管理病例

包括临床医生在内的卫生人员必须承担已诊断病例的治疗任务。脑膜炎、鼠疫或霍乱暴发时,可能需要建立临时应急设施,并为额外招募的工作人员提供紧急培训。昏睡病和霍乱等疾病暴发时,往往需要某些特殊治疗措施,并依赖某些难以获得的药物。调查组须对需求做出估计,并尽快获得所需物资。在脊髓灰质炎暴发中,可能需要对病人提供物理及康复治疗,及时提供这些服务将减轻暴发造成的影响。

（二）落实控制措施

只有清晰地了解暴发的流行病学特征,才有可能采取控制措施。但在调查的开始阶段,调查组就应根据已有的阶段性结果,尽可能采取针对性控制措施。

许多传染病可采用药物预防或疫苗预防。对感染者采取迅速的隔离措施可以预防传播。也可考虑采取限制疫区人员出入的措施。在治疗和照料病人过程中,要采取通用防范措施。不管采取的控制措施多么紧急,都要对处在危险中的社区进行解释。群众自觉报告新病例、参与疫苗接种、改善卫生状况等,对暴发的成功控制十分关键。

如果疫苗或药物供给有限,应设法找到最危险人群优先实施控制措施。一旦采取了应急控制措施,接下来就应当采取更长期的措施,如健康教育、改善供水、媒介生物控制或改善食品卫生。在采取了最初的紧急措施后,可能还需要制定和实施长期疫苗接种计划。

（三）开展疾病监测

在暴发调查的持续期,可能需要对危险人群,如密切接触者实施医学观察。一旦暴发得到初步控制,即需对社区实行继续监测,以发现可能还会出现的病例,从而最终控制暴发。监测信息的来源包括:1）医务人员、社区领导、雇主、学校老师、家长的病例报告;2）医疗机构的死亡证明;3）公共卫生实验室、昆虫和兽医部门的相关数据。如果预防接种是暴发控制的措施时,还需要对人群免疫水平进行必要的估计。可通过疫苗使用量,包括新生儿的数量来估计危险人群。

八、完善现场调查

使现场调查更完善,最重要的是提高病例的敏感性和特异性。比如将血清学调查和完整的临床资料结合在一起,通常能提高病例数的准确度和较准确的识别高危人群。

九、撰写书面调查报告

在暴发疫情控制的不同阶段均应撰写调查报告。疫情被最终控制后,应有最终报告。报告应包括:1）针对公众的报告,使公众知晓暴发疫情的特点,需要采取的措施,以预防传播或再次发生;2)针对政府与卫生行政主管部门的报告,以保证采取必要的行政措施;3)用于在医学杂志或流行病学公报上发表的科学报告,对开展暴发控制教学具有重要意义和宝贵价值。

常见病毒性疾病的预防控制

第一节　艾　滋　病

艾滋病(acquired immune deficiency syndrome，AIDS)起源于非洲,1981 年美国首次报告发生于年轻男性同性恋者中的 5 例病例。1982 年,这种疾病被正式命名为"艾滋病"。艾滋病被我国列入乙类法定传染病,并被列为国境卫生监测传染病之一。患者接受抗病毒治疗后,艾滋病病原体可以得到有效抑制,但仍无法从患者体液中完全消除;而对艾滋病有保护作用的疫苗也尚未问世。全球估计现有 3 400 万尚存活的艾滋病病毒感染者。

艾滋病在我国经历了散发期(1985—1988 年)、局部流行期(1989—1994 年)和广泛流行期(1995 年至今)。截至 2014 年 10 月底,全国累计报告艾滋病病毒感染者和病人 65.1 万例,其中存活的感染者和病人 49.7 万例。

一、病原学

(一) 病原分类

艾滋病的病原体是人类免疫缺陷病毒(human immuno deficiency virus，HIV),是只有两条单链、带有包膜的逆转录病毒,有 HIV-1 型和 HIV-2 型两种型别,HIV-1 型具有不同的组和亚型,我国以 HIV-1 型的流行为主。

(二) 病原特征

HIV 颗粒由位于中心的病毒壳核心与包膜构成,直径约 100 nm。病毒壳由病毒编码的衣壳蛋白 p24 组成,壳内包含两个拷贝的 HIV 全基因组正链 RNA 分子。

HIV 有三个主要基因——gag、pol 和 env 基因,主要的结构蛋白如外膜糖蛋白 gp120、跨膜糖蛋白 gp41 及其前体 gp160 均由 env 编码产生,病毒的衣壳蛋白由 gag 基因编码产生,重要的酶蛋白由 pol 基因编码。HIV 广泛存在于感染者的血液、精液、阴道分泌物、唾液、尿液、乳汁、脑脊液中,其中以血液、精液、阴道分泌物中浓度最高。

（三）理化特性

一般常用的消毒剂和消毒方法可灭活 HIV。对热敏感,56 ℃ 30 min 能灭活,70%乙醇,0.2%次氯酸及漂白粉也能灭活病毒,但对紫外线、γ 射线及 0.1%甲醛溶液不敏感。

二、临床表现

（一）潜伏期

平均 8～10 年,机体感染 HIV 后,不能彻底清除体内的病毒,从而形成终生、慢性艾滋病病毒感染。

（二）临床过程

1. 急性感染期

HIV 初次感染后,40%～70%的患者出现发热、头痛、咽喉痛、红斑疹、腹泻、肌肉关节酸痛、淋巴结肿大,一般持续 3～21 d。这些症状大多呈一过性、非特异性,需要 6 周以上才可检测到抗体,这段时期称为"窗口期"。

2. 无症状感染期

急性感染症状消失后,患者进入无症状感染期,临床上没有任何症状,但血清中可检测出 HIV 和抗病毒核心抗原以及包膜抗原的抗体,具有传染性,可持续 2～10 年甚至更长时间。

3. 持续性全身淋巴结肿大综合征

除腹股沟淋巴结以外,其他部分两处或两处以上淋巴结肿大,直径 >1 cm,持续 3 个月以上而无其他原因可以解释。淋巴结活检显示反应性增生,同时有疲劳、发热、体重下降（ >10%）、腹泻等症状。

4. 艾滋病

临床表现与 CD4$^+$T 淋巴细胞数量成正相关性,可据其判断疾病的进程与预后。

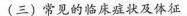

（三）常见的临床症状及体征

1. 中枢神经系统

本病出现神经系统症状者可达30%～70%。包括艾滋病痴呆综合征、烦躁易怒、运动和感觉意识的障碍以及感染、肿瘤等病变引起的头痛。

2. 胃肠道症状

常见于口腔炎、食管炎或溃疡引起的吞咽困难，以及腹泻、腹痛和体质量减轻。

3. 呼吸系统症状

咳嗽是肺部机会性感染的常见症状，如巨细胞病毒、结核杆菌、鸟分枝杆菌、念珠菌和隐球菌等感染。

4. 皮肤黏膜损害

乳头瘤病毒、疱疹病毒感染所致口腔毛状白斑是较为特征的改变，皮肤感染有复发性单纯疱疹性口炎、慢性单纯疱疹性肛周溃疡、带状疱疹等。

5. 肾损害

发生率为20%～50%，多由机会性感染引起。

6. 眼损害

常见巨细胞病毒及弓形体感染引起视网膜炎，早期仅为眼底渗出及出血，后期则导致视力缺损。

7. 卡波济肉瘤

多灶性肿瘤，常侵犯下肢皮肤及口腔黏膜，表现为多发的血管性结节，呈紫蓝色或深蓝色浸润斑或结节，表面可产生溃疡并向四周扩散，少数可累及内脏。

三、实验室检查

（一）HIV抗原抗体检测

诊断HIV感染的金标准是检测HIV抗体，HIV抗体检测包括筛查和确证实验。

HIV抗体筛查检测包括HIV抗体检测的酶联免疫吸附试验（ELISA）和各种快速检测试验（RT）。HIV抗体筛查可采用血清、血浆、唾液和尿液样品。

ELISA是HIV抗体检测经典的、常用的方法，它的特点是易于掌握、判断结果有客观标准、价格低廉、适用于大批样本的检测。包括间接法和双抗原夹心法。

RT的检测在15 min～30 min完成，仅利用自身试剂盒，不需要任何辅助试剂和仪器设备。适合资源有限地区、咨询检测点和特殊人群的HIV关联检测。

我国常用的确证实验为免疫印迹试验（WB），可采用血清、血浆、滤纸干血斑样品。

（二）HIV-DNA 检测

聚合酶链反应（PCR）是检测特定 DNA 或 RNA 片断的敏感方法，它常用来诊断婴儿 HIV 感染，以及用于 HIV 感染早期的诊断。

（三）HIV 病毒载量检测

作为 HIV 感染的早期诊断和辅助诊断，尤其在 HIV 感染反应不确定时，RNA 的定量检测可提供非常有用的证据。

（四）CD4$^+$ T 淋巴细胞检测

CD4$^+$ T 淋巴细胞数量可评价 HIV 感染者的免疫状况，辅助临床进行疾病分期。

四、流行病学

（一）流行三环节

1. 传染源

HIV 感染者和艾滋病病人是唯一的传染源。有资料表明，血液、精液、宫颈阴道分泌物、羊水、母乳等体液或肝、肾等组织中均可分离到 HIV。

2. 传播途径

（1）性接触　包括肛交、阴道性交、口交等存在体液交换的性行为。

（2）血液传播　血液途径包括静脉输注被感染的血液、血液成分或血制品，静脉注射毒品以及接受感染者的器官移植等途径。

（3）母婴传播　已证实感染了 HIV 的妇女有 1/3 可通过妊娠、分娩和哺乳将病毒传染给婴儿。

3. 人群易感性

人群对艾滋病普遍易感，目前尚无有效的保护性疫苗。

（二）流行特点

1. 疫情呈上升趋势，但上升速度有所减缓

吸毒、暗娼人群的 HIV 抗体阳性率逐年增高的速度比较缓慢，男男性行为人群的抗体阳性率呈现逐年增高的趋势。

2. 艾滋病疫情地区分布差异大

全国 31 个省（自治区、直辖市）均有疫情报告。累计报告前 6 位的省份报告例数占总病例数的 75.8%，累计报告后 7 位的省份报告例数占总病例数的 1.2%。

3. 性传播成为主要传播途径

性传播占每年新发现病例的比例从 2006 年的 33.1% 增加到了 2013 年的

90.8%,男男性行为人群传播所占比例大幅增长。

4. 流行的危险因素广泛存在,一般人群感染明显增加

一个地区孕产妇感染率的水平代表了艾滋病在一般人群中的流行程度。孕产妇哨点 HIV 抗体检出率有逐年缓慢增加的趋势。因上学、就业、婚嫁、旅游导致的人口频繁流动促进了艾滋病在人群中的广泛播散。

五、预防控制

目前尚无预防艾滋病的有效疫苗,也无治愈艾滋病的有效药物,控制艾滋病流行的最重要措施是针对重点人群的行为干预和一般人群的健康教育相结合,其内容为:

(1)挑选安全的性伴侣,减少性伴侣数量,性行为时全程、正确使用质量可靠的安全套,这是控制艾滋病经性途径传播的最有效措施之一。

(2)在广大青少年中广泛开展毒品危害宣传是遏制新滋生吸毒人员最重要的方法。向阿片类物质成瘾者提供美沙酮维持治疗服务和针具交换服务,不与他人共用注射器。严厉打击制毒、贩毒与吸毒行为。

(3)严格掌握输血指征,尽可能减少输血和使用血制品;避免直接与艾滋病感染者的血液、精液、乳汁和尿液接触,切断传播途径。

(4)孕产妇做好产前 HIV 检测,感染者需使用抗病毒治疗药物以减少母婴传播几率,产后提倡采用人工喂养婴儿。

(5)在各医疗机构开展艾滋病咨询检测,使有检测需求的人群能够得到方便可及的咨询检测服务,及早发现感染者并得到后续关怀与治疗服务。

第二节　病毒性肝炎

§1　甲型病毒性肝炎

甲型病毒性肝炎,简称甲肝,是由甲型肝炎病毒(hepatitis A virus,HAV)引起的、以肝脏炎症病变为主的传染病。本病多为急性发作,病程呈自限性,无慢性化,引起急性重型肝炎者极为少见。甲型肝炎在全球不同地区流行程度差异较大,与卫生经济状况密切相关,水源或食物污染可引起暴发流行,如上海 1988 年暴发甲型肝炎,4 个月内发生 31 万例,是由食用受感染者粪便污染的未煮熟毛蚶引起的。自 2008 年,我国将甲型肝炎疫苗纳入儿童免疫规划,实施免费接种,并采取"三管一灭"等综合措施,疫情得到逐步控制。

一、病原学

（一）病原分类

HAV 属小核糖核酸病毒科嗜肝病毒属。病毒直径 27～32 nm,呈球形二十面体,含单股正链 RNA,由 7 500 个核苷酸组成。HAV 只有 1 个血清型,但可分为 7 个基因型。

（二）病原特征

HAV 的敏感动物为狨猴和黑猩猩,人感染 HAV 主要在肝细胞的胞浆内复制,病毒通过胆汁从粪便中排出。人体感染后在出现症状时可从血液中检测出抗-HAV IgM。

（三）理化特性

HAV 对外界抵抗力较强,耐酸碱,室温下生存一周,于粪便中 25 ℃ 能生存 30 天,在贝壳类动物、污水、淡水、海水、泥土中能生存数月。100 ℃ 1 min 可灭活。对紫外线、氯、甲醛敏感。

二、临床表现

（一）潜伏期和传染期

一般为 15～45 d,平均 30 d。潜伏期后半段传染性最高,持续至黄疸后一周(无黄疸病人转氨酶活性达高峰后一周)。婴儿和儿童排毒期延长(直到 6 个月),但大多数病例不会发生粪便慢性排毒。

（二）临床表现

甲型肝炎多表现为急性发作,分为急性黄疸型和急性无黄疸型。

1. 急性黄疸型

黄疸前期 80% 的患者表现为发热伴畏寒,主要症状有全身乏力、食欲减退、恶心、呕吐、厌油、腹胀、肝区疼痛、尿色加深等,此期持续 5 d～7 d;黄疸期出现明显的尿色加深,巩膜和皮肤黄染,发病 1～3 周内黄疸达到高峰,部分患者有一过性粪色变浅、皮肤瘙痒、心动徐缓等症状,肝大、质软、有压痛或叩痛,可伴有轻度脾大,本期持续 2～6 周;恢复期症状逐渐消失,肝、脾回缩,肝功能逐渐恢复正常,本期持续 1～2 个月。总病程约 2～4 个月。

2. 急性无黄疸型

除无黄疸外,其余临床表现与黄疸型相似。甲型肝炎病例中此型较黄疸型少见,起病较缓,临床症状较轻,仅表现乏力、食欲减退、肝区痛和腹胀等。体征多有肝肿大、有轻压痛和叩痛,脾肿大少见。病程多在 3 个月以内。

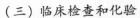

（三）临床检查和化验

黄疸前期患者血液肝功能检测示丙氨酸氨基转移酶（ALT）和天门冬氨酸转移酶（AST）升高；黄疸期肝功能检查示 ALT 和胆红素升高，尿胆红素阳性。

（四）鉴别诊断

1. 其他型别病毒性肝炎

临床表现相似，尤其是戊型肝炎，需通过血清学或病毒核酸检测区分。

2. 其他病原感染所致的肝炎

包括病毒（巨细胞病毒、EB 病毒、汉坦病毒）、细菌（伤寒沙门菌）、立克次体（恙虫病东方体）、钩端螺旋体、寄生虫（血吸虫、华支睾吸虫、阿米巴）等，需要通过原发病的临床特点和病原学检查区别。

3. 其他原因引起的黄疸

常有药物或感染引起的溶血性黄疸，主要为间接胆红素升高，治疗后快速消退。肝外梗阻性黄疸是由胆囊炎、胆结石、胰头癌、肝癌等引起，有原发病灶，肝损轻，以直接胆红素为主，肝内外胆管扩张。

4. 其他原因引起的肝损

药物性肝损在停药后可恢复；酒精性肝损有长期大量饮酒史，肝炎病毒的血清学指标阴性；脂肪肝多继发于肥胖，B 超有特殊表现；自身免疫性肝病主要破坏肝细胞，诊断依靠自身抗体的检测和病理组织检查。

三、实验室检测

（一）血清学检测

怀疑甲肝时可采集患者血液标本，常用酶联免疫吸附试验（ELISA）进行血清抗体检测。

1. HAV-IgM 型抗体

是近期感染的标志，在病例早期血清中能够检测到，一般持续 8～12 周，少数可持续 6 个月左右。

2. HAV-IgG 型抗体

出现较晚，于 2～3 个月达到高峰，持续多年或终身，属于保护性抗体，是具有免疫力的标志，单份血仅 HAV-IgG 阳性是既往感染或免疫接种后的标志。恢复期与急性期双份血 HAV-IgG 滴度 4 倍及以上增长，亦是诊断甲型肝炎急性感染的依据。

（二）病原学检测

利用患者急性期血液标本通过反转录聚合酶链反应（RT-PCR）或 cDNA-RNA 分子杂交方法等检测 HAV-RNA；采集患者粪便开展体外病毒分离培养，

免疫电镜观察鉴定 HAV 颗粒等,多用于科学研究。

四、流行病学

(一)流行三环节

1. 传染源

甲型肝炎患者和无症状感染者为传染源,甲型肝炎患者仅从粪便中排出病原体,血液中 HAV 主要出现在黄疸发生前 14~21 d,作为传染源极为罕见。

2. 传播途径

粪—口传播为主。患者或隐性感染者排出的病毒污染食品或生活用品,没有免疫力的人群通过手—口接触或食用了污染的食物导致感染。被甲肝病毒污染的贝类动物、水、食品等是传播中的重要介质。水源或食物污染可引起暴发流行。

3. 人群易感性

血清抗 HAV 阴性者为易感人群。

(二)流行特征

1. 季节分布

在 20 世纪 80、90 年代甲肝有明显的冬春季高峰和秋季高峰,其中春季高峰更为明显。近年随着甲肝疫苗的广泛使用和卫生条件的改善,季节特征不再明显。

2. 人群特征

目前我国甲肝病人中男性多于女性,男女性别比约为 2∶1,散发病例中以 20~59 岁人群为主,职业为农民居多,其次是工人和家务待业者。

甲肝感染多发生在儿童期,表现为无症状或轻型疾病。在自然条件下,6 个月以内的婴儿有母传抗体,6 个月后逐渐消失。成人中不同流行地区抗体水平差异较大,在流行地区,例如东南亚地区包括我国,成人中超过 70% 的人有保护性抗体,而在非流行区如美国,只有约 30% 的人群有保护性抗体。

3. 地区分布

甲肝的流行状况与当地卫生状况如水源管理、粪便管理,以及疫苗接种率、人群卫生习惯、受教育程度等相关,农村发病率高于城市,发展中国家高于发达国家。

五、防控措施

(一)一般性措施

1. 饮水和食品安全

规范供水管理,强化食品安全,相关部门做好管网建设,改水改厕,卫生监督等工作。

2. 健康教育

开展公共卫生宣传和个人卫生教育,使公众养成良好的卫生习惯,重点强调"洗手"习惯,把住"病从口入"关。对一些自身易携带致病病原的食物如牡蛎、螺蛳、贝壳、螃蟹,尤其是能富集甲肝病毒的毛蚶等海、水产品,食用时一定要煮熟蒸透,杜绝生吃、半生吃以及腌制后直接食用等不良饮食习惯。

3. 易感者疫苗接种

对易感者进行疫苗接种,可以提高人群免疫力,预防甲肝的发生和暴发流行。我国目前供应的甲肝疫苗有灭活疫苗和减毒活疫苗两种,临床试验显示都具有良好的免疫原性和安全性,首剂接种后 30 d 几乎所有人可产生保护性抗体。

所有易感旅行者到甲肝中度或高度流行的地区,包括非洲、中东、亚洲、东欧和美洲的中部和南部,都应该在出发前注射甲肝疫苗,如果距离出发的时间不满两周,也可同时注射免疫球蛋白。

(二)针对性措施

1. 传染源管理

对诊断的病例及时进行报告,在病例传染期进行肠道隔离治疗和院内感染控制,对新生儿病例延长隔离期。对患者排泄物和经常更换的物品开展随时消毒,患者生活用品和处所进行终末消毒。

2. 密切接触者和共同暴露者管理

传染源的共同暴露者,已发生甲肝流行的学校、医院、家庭或其他单位中的成员,在有条件的情况下应先做血清学筛查,针对不同情况开展处置。

(1)对 HAV-IgM 阳性的密切接触者,开展肠道隔离治疗,如果无临床症状且肝功能正常可开展居家隔离。

(2)对 HAV-IgG 阳性的密切接触者,无需处理。

(3)甲肝抗体阴性的密切接触者,在暴露的 2 周内注射甲肝疫苗,注射时间越早越好,最迟不宜超过接触后 7~10 d;同时应进行医学观察 45 d。

如果无血清学筛查条件,则对所有密切接触者和共同暴露者尽早接种疫苗。

(三)暴发流行时的措施

1. 调查溯源

通过流行病学调查确定传播源、密切接触者、共同暴露人群,对不同对象开展相应的处置措施;食源性感染应检测厨师的 HAV-IgM,确诊阳性后应隔离治疗,消除共同的传染源。

2. 应急接种

暴发疫情应及时采取甲肝疫苗注射进行群体性预防。在集体单位或村组、社区范围暴发时,尽早应用甲肝疫苗,首剂疫苗接种覆盖率至少大于70%。

3. 强化饮水、食品管理和知识宣传

公共服务部门应采取措施保证疫点或疫区饮用水水质,强化食品卫生检验和管理,以消除食物和水的粪便污染。在社区开展人群健康教育宣传,以利于传染源的消除、流行区人群的疫苗接种工作。

§2 乙型病毒性肝炎

乙型病毒性肝炎(简称乙型肝炎)是由乙型肝炎病毒(hepatitis B virus, HBV)引起的、以肝脏病变为主并可引起多器官损害的传染性疾病。据2006年全国乙型肝炎血清流行病学调查表明,我国有慢性 HBV 感染者约9 300万例,其中慢性乙型肝炎患者约3 000 万例,每年死于肝硬化和肝癌等乙型肝炎相关疾病者达30 余万例。乙型肝炎主要经血、血制品、母婴、破损的皮肤和黏膜以及性接触传播,母婴传播主要发生在围生期。

一、病原学

(一)病原分类

HBV 是一种 DNA 病毒,属嗜肝 DNA 病毒科(hepadnavividae),是直径42 nm的球形颗粒,又名 Dane 颗粒,有外壳和核心两部分。外壳厚7～8 nm,有表面抗原(HBsAg),核心直径27 nm,含有部分双链,部分单链的环状 DNA,DNA 聚合酶,核心抗原及 e 抗原。HBV-DNA 的基因组约含3 200 个碱基对。

(二)病原特征

1. 乙型肝炎表面抗原(HBsAg)和表面抗体(抗-HBs)

HBsAg 于感染后2～12 周,丙氨酸转氨酶(ALT)升高前,即可由血内测到,一般持续4～12 周,至恢复期消失,但感染持续者可长期存在。HBsAg 无感染性而有抗原性,能刺激机体产生乙型肝炎表面抗体(抗-HBs)。在HBsAg自血中消失后不久或数星期或数月,可自血中测到抗 HBs,抗 HBs 出现后其滴度逐渐上升,并可持续存在多年。抗-HBs 对同型感染具有保护作用。近期感染者所产生的抗-HBs 属IgM,而长期存在血中的为抗-HBs IgG。

2. 乙型肝炎核心抗体(抗-HBc)

抗-HBc,在 HBsAg 出现后2～5 周,临床症状未出现,即可由血内测到。早期出现者主要是抗-HBc IgM,其滴度迅速上升并保持高滴度,至 HBsAg 消失后,抗-HBc IgM 滴度即迅速降低。抗-HBc IgM 一般在血内维持6～8个月,是近期感染的重要标志;但在慢性活动型肝炎患者血中亦可测到。抗-HBc 对 HBV 感染无保护作用。血清中抗-HBc IgM 阳性表明体内有 HBV 复制,且有肝细胞损害;若抗-HBc IgG 阳性且滴度高,伴以抗-HBs 阳性,则为乙型肝炎恢复期;若抗-HBc IgG 呈低滴度,抗-HBc IgM 阴性,而抗-HBs 阳性,则是既往感染的标志。

3. 乙型肝炎 e 抗原(HBeAg)和 e 抗体(抗-HBe)

HBeAg 阳性是病毒活动性复制的重要指标,传染性高。急性肝炎患者若 HBeAg 持续阳性 10 周以上,则易于转为持续感染。抗-HBe 在 HBeAg 消失后很短时间内即在血中出现,其出现表示病毒复制已减少,传染降低。抗-HBe 在临床恢复后尚可持续存在 1～2 年。

4. HBV-DNA

患者血清中 HBV DNA 聚合酶活性增高常伴有 HBV 增殖。在急性乙肝的潜伏期内,血清 ALT 升高之前,血清 DNA 聚合酶活力即已升高,因此,DNA 聚合酶活力测定具有早期诊断意义。急性肝炎患者在发病 1 个月后若 HBVDNA聚合酶活力仍持续升高,是肝炎转为慢性的征兆。

(三)理化特性

HBV 在体外抵抗力很强,紫外线照射,加热 60 ℃ 4 h 及一般浓度的化学消毒剂(如苯酚,硫柳汞等)均不能使之灭活,在干燥或冰冻环境下能生存数月到数年,加热 60 ℃持续 10 h,煮沸(100 ℃)20 min,高压蒸汽 122 ℃ 10 min 或过氧乙酸(0.5%)7.5 min 以上则可以灭活。

二、临床表现

(一)潜伏期

乙型肝炎潜伏期为 6 周～6 个月,一般为 3 个月。

(二)临床症状和体征

1. 全身表现

患者常感身体乏力,容易疲劳,可伴轻度发热等。失眠、多梦等可能与此有关。

2. 消化道表现

患肝炎时肝功异常,胆汁分泌减少,常出现食欲不振、恶心、厌油、上腹部不适、腹胀等。

3. 黄疸

病情较重时,肝功能受损,胆红素的摄取、结合、分泌、排泄等障碍,血液中胆红素浓度增高。胆红素从尿液排出,尿液颜色变黄,是黄疸最早的表现。血液中胆红素浓度继续增加,可引起眼睛、皮肤黄染。由于胆汁酸的排出障碍,血液中胆汁酸浓度增高,过多的胆汁酸沉积于皮肤,刺激末梢神经,可引起皮肤瘙痒。

4. 肝区疼痛

慢性乙肝一般没有剧烈的疼痛。部分患者可有右上腹、右季肋部不适、隐痛、压痛或叩击痛。如果肝区疼痛剧烈,还要注意胆道疾病、肝癌、胃肠疾病的可能性,以免误诊。

5. 肝脾肿大

由于炎症、充血、水肿、胆汁淤积,患者常有肝脏肿大。晚期大量肝细胞破坏,纤维组织收缩,肝脏可缩小。急性肝炎或慢性肝炎早期,脾脏无明显肿大,门静脉高压时,脾脏淤血,可引起脾脏肿大。

6. 肝外表现

慢性乙肝,尤其是肝硬化患者面色黝黑晦暗,称肝病面容。手掌大、小鱼际显著充血称肝掌。皮肤上一簇呈放射状扩张的形如蜘蛛的毛细血管团称蜘蛛痣,其他部位也可出现。男性可出现勃起功能障碍,对称或不对称性的乳腺增生、肿痛和乳房发育,偶可误诊为乳腺癌;女性可出现月经失调、闭经、性欲减退等。这可能与肝功能减退,雌激素灭活减少,体内雌激素增多有关。

7. 肝纤维化

慢性乙肝炎症长期不愈,反复发作,肝内纤维结缔组织增生,而其降解活性相对或绝对不足,大量细胞外基质沉积下来形成肝纤维化。如果肝纤维化同时伴肝小叶结构的破坏(肝再生结节),则称为肝硬化。临床上难以将两者截然分开,慢性肝病由肝纤维化到肝硬化是一个连续的发展过程。

三、乙型肝炎诊断

(一)诊断原则

乙肝的诊断依据流行病学资料、临床表现、实验室检查、病理学及影像学检查等进行初步诊断,确诊须依据血清 HBV 标志物和 HBV DNA 检测结果。

(二)诊断分类

根据临床特点和实验室检查等将乙型病毒性肝炎分为不同临床类型,包括急性乙肝、慢性乙肝、乙肝肝硬化、乙肝相关的原发性肝细胞癌。

（三）乙型肝炎诊断标准

参见《中华人民共和国卫生行业标准（乙型病毒性肝炎诊断标准）》（WS299—2008）。

四、流行特征

（一）流行三环节

1. 传染源

急、慢性患者及病毒携带者。病毒存在于患者的血液及各种体液（汗、唾液、泪乳汁、羊水、阴道分泌物、精液等）中。

（1）慢性患者和病毒携带者　是乙型肝炎的主要传染源，其传染性贯穿于整个病程。HBsAg（＋）的慢性患者，以及无症状携带者中凡伴 HBeAg（＋），或抗-Hbc IgM（＋），或 DNA 聚合酶活性升高或血清中 HBV-DNA（＋）者均具有传染性。

（2）急性患者　自发病前 2~3 个月即开始具有传染性，并持续于整个急性期。

2. 传播途径

乙型肝炎的传播途径包括：① 输血及血制品以及使用污染的注射器或针刺等；② 主要通过分娩时吸入羊水，产道血液，哺乳及密切接触，通过胎盘感染者约 5%；③ 生活上的密切接触；④ 性接触传播可能性。

HBV 主要经血和血制品、母婴、经破损的皮肤和黏膜及性接触传播。

（1）母婴垂直传播　围产（生）期传播是母婴传播的主要方式，多为在分娩时接触 HBV 阳性母亲的血液和体液传播。

（2）皮肤黏膜传播　主要发生于使用未经严格消毒的医疗器械、注射器、侵入性诊疗操作和手术，以及静脉内滥用毒品等。其他如纹身、扎耳环孔、医务人员工作中的意外暴露、共用剃须刀和牙刷等也可传播。

（3）性接触传播　与 HBV 阳性者性接触，特别是有多个性伴侣者，其感染 HBV 的危险性增高。

（4）输血及血制品传播　由于严格实施对献血员进行 HBsAg 筛查，经输血或血液制品引起的 HBV 感染已很少发生。

（5）其他　一般生活或工作接触，如握手、拥抱等无血液暴露的接触，一般不会传染 HBV。经吸血昆虫（蚊、臭虫等）传播未被证实。

3. 人群易感性

人类对各型肝炎普遍易感，各种年龄均可发病。乙型肝炎在高发地区新感染者及急性发病者主要为儿童，成人患者则多为慢性迁延型及慢性活动型肝炎。

（二）流行特征

乙型肝炎呈世界性流行，但不同地区 HBV 流行的强度差异很大。据世界卫生组织报告，全球约 20 亿人曾感染过 HBV，其中 3.5 亿为慢性 HBV 感染者，每年约有 100 万人死于 HBV 感染所致的肝功能衰竭、肝硬化和原发性肝细胞癌。我国 1～59 岁人群乙肝表面抗原携带率为 7.18%，城市、农村人群乙肝表面抗原携带率差异不显著，西部地区人群乙肝表面抗原携带率高于东部地区。

五、预控措施

（一）一般性措施

1. 服务行业

各服务行业的公用茶具、面巾及理发、刮脸、修脚等用具应做好消毒处理。

2. 医源性传播

各级医疗卫生单位应加强消毒防护措施。应大力推广安全注射（包括针刺的针具），对牙科器械、内镜等医疗器具应严格消毒。医务人员应按照医院感染管理中标准预防的原则，在接触患者的血液、体液及分泌物时，均应戴手套。对 HBsAg 阳性的孕妇，应避免羊膜腔穿刺，缩短分娩时间，保证胎盘的完整性，尽量减少新生儿暴露于母血的机会。

3. 个人防护

注意个人卫生，不共用剃须刀和牙具等。进行正确的性教育，若性伴侣为 HBsAg 阳性者，应接种乙型肝炎疫苗；对有多个性伴侣者应定期检查，加强管理，建议其在性交时用安全套。

（二）针对性措施

1. 乙型肝炎疫苗

接种乙型肝炎疫苗是预防 HBV 感染的最有效方法。乙型肝炎疫苗的接种对象主要是新生儿，其次为婴幼儿和高危人群（如医务人员、经常接触血液的人员、托幼机构工作人员、器官移植患者、经常接受输血或血液制品者、免疫功能低下者、易发生外伤者、HBsAg 阳性者的家庭成员、男同性恋或有多个性伙伴和静脉药瘾者等）。按照 0、1、6 个月程序全程接种 3 针。

2. 乙型肝炎免疫球蛋白

主要用于母婴传播的阻断，可与乙型肝炎疫苗联合应用。此外，还可用于意外事故的被动免疫。

3. 母婴阻断传播

HBsAg 和 HBeAg 双阳性母亲的新生儿，若不采取任何免疫预防措施，约

85%～90%可成为慢性 HBV 感染者;HBsAg 单阳性母亲的新生儿,约30%～40%可成为慢性 HBV 感染者。他们在成年后易发展成肝硬化和肝细胞癌。

妇产科及妇幼保健人员应向 HBsAg 阳性的育龄妇女广泛宣传关于防止乙型肝炎病毒传染婴儿及其他人群的注意事项。应将 HBsAg 列入产前常规检查项目。对 HBsAg 阳性孕妇,应设专床分娩,产房所有器械要严格消毒。所有无禁忌症的新生儿,应于出生24小时内注射乙型肝炎疫苗。HBsAg 阳性母亲的新生儿出生后推荐立即接种首针乙肝免疫球蛋白和乙肝疫苗,乙肝免疫球蛋白剂量为 100－200IU/针。

§3　丙型病毒性肝炎

丙型病毒性肝炎,简称为丙型肝炎、丙肝,是由丙型肝炎病毒(hepatitis C virus, HCV)引起的一种主要经血液传播的传染性疾病,HCV 慢性感染可导致肝脏慢性炎症坏死和纤维化,部分患者可发展为肝硬化甚至肝细胞癌(HCC),对患者的健康和生命危害极大,已成为严重的社会和公共卫生问题。丙型肝炎呈全球性流行,是欧美及日本等国家终末期肝病的最主要原因。据世界卫生组织统计,全球 HCV 感染率约为3%,估计约1.8亿人感染 HCV,每年新发丙型肝炎病例约3.5万。我国病毒性肝炎的发病人数一直位于传染病的前列,丙型肝炎报告病例数也呈上升趋势。

一、病原学

HCV 属于黄病毒科,基因组为单股正链 RNA,目前可分为6个基因型及不同亚型。基因1型呈全球性分布,占所有 HCV 感染的70%以上。在我国,最主要的基因型为1b(66%),其次是2a(14%),还有其他较少见的型别,如西南地区的3型和广东等地区的6型等。

HCV 对一般化学消毒剂敏感,100 ℃ 5 min 或 60 ℃ 10 h、高压蒸汽和甲醛熏蒸等均可灭活病毒。

二、临床表现

(一)急性丙型肝炎

暴露于 HCV 后1～3周,在外周血可检测到 HCV-RNA。但在急性 HCV 感染者出现临床症状时,仅50%～70%患者血清抗-HCV 阳性,3个月后约90%患者抗-HCV 阳转。成人急性丙型肝炎病情相对较轻,多数为急性无黄疸型肝炎,谷丙转氨酶(ALT)升高为主,少数为急性黄疸型肝炎,黄疸为轻度或中度升高。可出现全身乏力、食欲减退、恶心和右季肋部疼痛或不适等;可有轻度肝肿大、部分患者可出现脾肿大,少数患者可伴低热;部分患者可有关节疼痛等肝外表现;部分患者可无明显症状和体征。在自然状态下,其中仅有 15% 的患者能够自发清除 HCV 达到痊愈,40 岁以下人群及女性感染 HCV 后自发清除病毒率较高,在不进行抗病毒治疗干预的情况下,85% 的患者则发展为慢性丙型肝炎。儿童急性感染 HCV 后,50% 可自发性清除。

（二）慢性丙型肝炎

感染 HCV 后,病毒血症持续 6 个月仍未清除者为慢性感染。主要临床表现可有全身乏力、食欲减退、恶心和右季肋部疼痛或不适等;部分患者可有肝病面容、肝掌、蜘蛛痣及轻度肝、脾肿大;部分患者可无明显症状和体征。ALT 反复波动,HCV-RNA 持续阳性。有 1/3 的慢性 HCV 感染者肝功能一直正常,抗-HCV 和 HCV-RNA 持续阳性,肝活检可见慢性肝炎表现,甚至可发现肝硬化。

（三）丙型肝炎肝硬化

感染 HCV 后 20 年,20%～30% 的输血感染者可发展为肝硬化,10%～15% 的一般感染者发展为肝硬化。主要临床表现可有全身乏力、食欲减退、恶心和右季肋部疼痛或不适等;可有肝病面容、肝掌、蜘蛛痣及腹壁或食管、胃底静脉曲张及脾脏肿大和脾功能亢进;失代偿期患者可有腹水、肝性脑病及消化道出血等。感染 HCV 时年龄在 40 岁以上、男性及合并感染 HIV 并导致免疫功能低下者可促进疾病的进展。合并乙型肝炎病毒（HBV）感染、嗜酒（50 g/d 以上）、非酒精性脂肪肝（NASH）、合并血吸虫感染、肝毒性药物和环境污染所致的有毒物质等也可促进疾病进展。

HCV 相关的 HCC 发生率在感染 30 年后为每年 1%～3%,主要见于肝硬化和进展性肝纤维化患者,一旦发展成为肝硬化,HCC 的年发生率为 1%～7%。促进丙型肝炎进展的因素以及糖尿病等均可促进 HCC 的发生。肝硬化和 HCC 是慢性丙型肝炎患者的主要死因。

三、诊断和鉴别诊断

依据《丙型病毒性肝炎诊断标准（WS 213—2008）》进行诊断和报告。

（一）诊断原则

依据流行病学史、症状、体征和肝功能试验结果进行初步诊断,确诊丙型肝炎须依据 HCV RNA 检测。区分急性、慢性丙型肝炎及肝硬化须根据明确的暴露时间、影像学及组织病理学检查结果。

（二）疑似丙肝病例

有流行病学史和临床表现可诊断为疑似丙肝病例;有流行病学史、血清 ALT、谷草转氨酶（AST）升高可诊断为疑似丙肝病例。

（三）临床诊断丙肝病例

血清抗-HCV 阳性和有流行病学史可诊断为临床诊断丙肝病例；血清抗-HCV 阳性和有临床表现可诊断为临床诊断丙肝病例；血清抗-HCV 阳性和血清 ALT、AST 升高可诊断为临床诊断丙肝病例。

（四）确诊丙肝病例

疑似丙肝病例和血清 HCV RNA 阳性可诊断为确诊丙肝病例；临床诊断丙肝病例和血清 HCV RNA 阳性可诊断为确诊丙肝病例。

1. 急性丙肝诊断

血清 HCV RNA 阳性和急性丙型肝炎临床表现可诊断急性丙肝；急性丙肝的组织病理学检查可有小叶内及汇管区炎症等多种病变，血清 HCV RNA 阳性和组织病理学检查可诊断急性丙肝。

2. 慢性丙肝诊断

血清 HCV RNA 阳性和慢性丙型肝炎临床表现可诊断慢性丙肝；慢性丙肝的组织病理学检查常可观察到不同程度的界面炎、汇管区淋巴浸润甚至淋巴滤泡形成、胆管损伤及不同程度的纤维化，小叶内肝细胞脂肪变性、库普弗细胞或淋巴细胞聚集，血清 HCV RNA 阳性和组织病理学检查可诊断为慢性丙肝；慢性丙肝的 B 超、CT 或 MRI 显示肝实质不均匀，可见肝脏或脾脏轻度增大，血清 HCV RNA 阳性和影像学检查可诊断慢性丙肝。

3. 丙肝肝硬化

血清 HCV RNA 阳性和丙型肝炎肝硬化临床表现可诊断为丙肝肝硬化；丙肝肝硬化的组织病理学检查可在慢性丙肝病理改变的基础上出现肝纤维化及小叶结构的改变，即假小叶形成，血清 HCV RNA 阳性和组织病学检查可诊断丙肝肝硬化；丙肝肝硬化的 B 超、CT 或 MRI 可显示肝脏边缘不光滑甚至呈锯齿状、肝实质不均匀甚至呈结节状，门静脉增宽，肝脾增大，血清 HCV RNA 阳性和影像学检查可诊断丙肝肝硬化。

（五）鉴别诊断

1. 其他病毒性肝炎

其他病毒性肝炎临床表现和肝功能检查结果可以和丙型病毒性肝炎相似，鉴别诊断主要依靠相应的血清学和（或）病毒学检查阳性，而抗-HCV 阴性、HCV RNA 阴性。

2. HCV 感染后已被清除

HCV 感染后自行恢复或经治疗后病毒已清除者，抗-HCV 可以长时间阳性，但反复检测 HCV RNA 均应为阴性。

3. 自身免疫性疾病伴抗-HCV 阳性

一些自身免疫性疾病患者也可出现抗-HCV 阳性,但通常有多种自身抗体阳性,而 HCV RNA 始终阴性,可以与丙型肝炎鉴别。

4. 母婴抗-HCV 被动传播

母体的抗-HCV IgG 可以通过胎盘进入到胎儿体内,因此 6 个月以内的婴儿抗-HCV 阳性并不一定代表 HCV 感染,应以婴儿 HCV RNA 阳性(出生 2 个月以后)作为其 HCV 感染的依据。

四、流行病学

(一)传染源

丙型肝炎的传染源是急、慢性患者和无症状病毒携带者。病毒存在于患者的血液及各种体液中。

(二)传播途径

1. 血液传播

(1)经输血和血制品传播 我国自 1993 年对献血员筛查抗-HCV 后,该途径得到了有效控制,自 1998 年颁布《中华人民共和国献血法》后,又全部取缔了非法的、未经批准的采供血机构,关闭了不符合安全生产条件的采供血单位,通过采供血这一渠道传播丙型肝炎已经基本得到了控制。但由于抗-HCV 存在窗口期、抗-HCV 检测试剂的质量不稳定及少数感染者不产生抗-HCV 等,因此,无法完全筛出 HCV 阳性者,大量输血和血液透析仍有可能感染 HCV。

(2)经破损的皮肤和黏膜传播 这是目前最主要的传播方式,在某些地区,因静脉注射毒品导致 HCV 在这一人群中的广泛传播。2009—2012 年中国艾滋病监测哨点每年监测约 10 万名吸毒者,抗-HCV 阳性率每年均超过40%。使用非一次性注射器和针头、未经严格消毒的牙科器械、内镜、侵袭性操作和针刺等也是经皮传播的重要途径;共用剃须刀、牙刷、纹身、不正规的美容和穿耳孔等也是 HCV 潜在的经血传播方式;一些可能导致皮肤破损和血液暴露的传统医疗方法也与 HCV 传播有关。

2. 性传播

与 HCV 感染者发生无保护性行为时感染 HCV 的危险性较高,特别是发生同性性行为时危险性更高。同时 HCV 感染者伴有其他性传播疾病者,特别是感染人类免疫缺陷病毒(HIV)者,通过性途径将 HCV 传播给他人的危险性也更高。2009—2012 年中国艾滋病监测哨点每年监测约 4 万名男男性行为者、20 万名暗娼和 15 万名性病门诊男性就诊者,抗-HCV 阳性率接近 1%,大大高于孕产妇与青年学生的 0.2% 。

3. 母婴传播

抗-HCV 阳性母亲将 HCV 传播给新生儿的危险性为 2% ,若母亲在分娩时 HCV RNA 阳性,则传播的危险性可高达 4% ~7% ;合并 HIV 感染时,传播的危险性增至 20% 。HCV 病毒高载量可能增加传播的危险性。

4. 部分 HCV 感染者的传播途径不明

接吻、拥抱、喷嚏、咳嗽、食物、饮水、共用餐具和水杯、无皮肤破损及其他无血液暴露的接触一般不传播 HCV 。

(三)人群易感性

人类对丙型肝炎普遍易感,各种年龄均可发病。丙型肝炎的发病以成人多见,常与输血与血制品、药瘾注射、血液透析等有关。

五、预防控制

(一)疫苗预防

目前尚无有效疫苗预防丙型肝炎。

(二)严格筛选献血员

严格执行《中华人民共和国献血法》和《血站管理办法》,推行无偿献血,确保血液安全。严格遵守《血站技术操作规程》,通过检测血清抗-HCV、ALT,严格筛选献血员。应发展 HCV 抗原和 HCV RNA 的检测方法,提高对窗口期感染者的检出率。

(三)经皮和黏膜途径传播的预防

推行安全注射。对牙科器械、内镜等医疗器具应严格消毒。医务人员接触患者血液及体液时应戴手套。对静脉吸毒者进行心理咨询和安全教育,不共用注射器,服用美沙酮维持治疗等。不共用剃须刀及牙具等,理发用具、穿刺和纹身等用具应严格消毒。

(四)性传播的预防

杜绝多性伴与一夜情,发生性行为时坚持使用安全套,规范化性病的诊疗。建议 HCV 感染者在发生性行为时使用安全套以防止传播他人。对青少年应进行正确的性教育。

(五)母婴传播的预防

对 HCV RNA 阳性的孕妇,应避免羊膜腔穿刺,尽量缩短分娩时间,保证胎盘的完整性,减少新生儿暴露于母血的机会。

§4 戊型病毒性肝炎

戊型病毒性肝炎是由戊型肝炎病毒(hepatitis E virus，HEV)感染引起的一种以消化道传播为主的疾病,临床表现与甲型肝炎类似。是我国乙类法定传染病之一,常引起暴发流行。1989 年正式命名为戊型肝炎。近半个世纪以来,全球有文献记载的万例以上的戊型肝炎大暴发近 10 起,其中规模最大的一次发生于 1986—1988 年的中国新疆,共发病 11.928 万例,死亡 707 例,其中 414 例为孕妇。近些年来包括美国、中国、日本、印度在内的一些发达及发展中国家和地区,戊型肝炎人群感染率呈上升趋势,控制该病刻不容缓。

一、病原学

HEV 是一种无包膜的单股正链核糖核酸(ribonucleic acid，RNA)病毒,病毒颗粒呈 20 面体立体对称的球形外观,直径为 27～34 nm。2005 年国际病毒学分类委员会将其单独门类为戊型肝炎病毒属(hepevirus)。HEV 基因组全长为 7.2～7.6 kb,含 3 个 ORF。2007 年 7 月 1 日第 12 届国际病毒性肝炎和肝病研讨会(巴黎)上,将 HEV 分为 5 个基因型:HEV-1 型和 HEV-2 型仅发现于人,HEV-3 型和 HEV-4 型为人畜共患,HEV-5 型仅发现于禽类。HEV-1 是发展中国家戊型肝炎暴发流行及散发流行的主要病因,HEV-2 在南美洲和非洲少数国家中有报道,而发达国家的本土戊型肝炎病例主要由 HEV-3 或 HEV-4 导致。迄今在我国戊型肝炎患者中仅发现 HEV-l 和 HEV-4。HEV 不稳定,对高盐、氯化铯和氯仿敏感,在 4 ℃下保存易裂解,但 56 ℃加热 1 h 后仍有感染性。

二、临床表现

(一)潜伏期

戊型肝炎的潜伏期一般为 2～9 周,平均 40 d。

(二)临床症状和体征

近期内出现的、持续几天以上但无其他原因可解释的症状,如乏力、纳差(食欲不振)、恶心、呕吐、上腹不适、肝区疼痛,腹胀、腹泻等。部分患者可有肝脏轻度肿大、触痛和叩击痛,尿色逐渐加深。体检可见肝脏肿大并有压痛、肝区叩击痛、巩膜黄染等。一般比甲型肝炎病程更长、病情更重。

(三)临床分型

可表现为临床型和亚临床型。临床型可表现为急性黄疸型肝炎、急性无黄疸型肝炎、淤胆型肝炎和肝衰竭。绝大多数表现为急性自限性,最近国外有报道发现器官移植、人类免疫缺陷病毒感染者等免疫力低下的患者感染HEV能够发展为慢性戊型肝炎,有些慢性戊型肝炎病例肝脏快速纤维化而出现肝硬化,并最终导致肝脏衰竭。

1. 急性黄疸型肝炎

符合戊型肝炎的临床表现、生化改变及病原学指标,且患者在病程中出现尿黄和(或)皮肤巩膜黄染,血清总胆红素水平超过正常值上限的2倍。

2. 急性无黄疸型肝炎

符合戊型肝炎的临床表现、生化改变及病原学指标,但患者在病程中未出现黄疸,血清总胆红素水平未超过正常值上限的2倍。

3. 淤胆型肝炎

表现为较长期(3周以上)肝内阻塞性黄疸,如皮肤瘙痒、粪便颜色变浅、肝脏肿大和梗阻性黄疸(化验结果以直接胆红素升高为主,血清碱性磷酸酶、5'-核苷酸酶和γ-谷氨酰转移酶增高,三酰甘油和胆固醇增高)。肝脏影像学检查肝内外胆管无扩张。

4. 肝衰竭

(1)急性肝衰竭　起病14 d内出现极度乏力,消化道症状明显,黄疸急剧加深(每日上升幅度 > 17.1 μmol/L),肝浊音界进行性缩小,迅速出现Ⅱ度以上(按Ⅳ度划分)肝性脑病,凝血酶原活动度(prothrombin activity prothrombin time activity,PTA)≤40%并排除其他原因者。

(2)亚急性肝衰竭　起病2～26周内出现极度乏力,消化道症状明显,血清总胆红素高于正常值上限的10倍以上,PTA≤40%,中晚期患者常出现腹水和(或)肝性脑病。

5. 亚临床型感染

与其他嗜肝病毒一样,HEV感染后可能不发病,而仅仅引发一个特异性免疫过程。儿童感染HEV后多表现为亚临床型。

(四)临床检查

短期内突然出现谷丙转氨酶和谷草转氨酶升高。谷丙转氨酶的升高较慢性肝炎更为明显,通常不低于2.5倍的正常值上限

(五)鉴别诊断

戊型肝炎需要与其他疾病鉴别的有,其他分型的病毒性肝炎、其他病毒所致的肝炎如巨细胞病毒感染、传染性单核细胞增多症等、感染中毒性肝炎、药物性肝损伤、酒精性肝病、其他原因引起的黄疸等。

三、实验室检查

HEV 急性感染的诊断指标包括:抗-HEV IgM 阳性;抗-HEV IgG 阳转或含量有 4 倍及以上升高;血清和(或)粪便 HEV RNA 阳性。一般情况下这 3 项指标的任何一项阳性都可作为 HEV 急性感染的临床诊断依据,如果同时有 2 项指标阳性则可确诊。

（一）血清学诊断

1. 抗-HEV IgM 抗体

戊型肝炎临床症状出现时绝大部分已可检出 IgM 抗体,并且在 3 个月内快速消退,但少数患者在 6 个月后仍可检出较低水平的 IgM 抗体。

2. 抗-HEV IgG 阳转或含量有 4 倍及以上升高

该指标需定量检测双份血清,不利于早期诊断。由于 HEV 感染的潜伏期相对较长,在患者就诊时 IgG 抗体常已阳转并达到较高水平,限制了这一指标的诊断实用性。

（二）病原学诊断

血清和(或)粪便 HEV RNA 的检出是 HEV 现症感染的直接证据。

四、流行病学

（一）流行三环节

1. 传染源

戊型肝炎的传染源包括戊型肝炎临床病例、亚临床感染者以及感染 HEV 的动物。人是 HEV-1 型和 HEV-2 型的唯一自然宿主和传染源,猪是 HEV-3 型和 HEV-4 型的主要动物传染源。传染源的作用主要体现在排泄物对水源、食物的污染。目前已公认戊型肝炎是一种人畜共患病。

2. 传播途径

戊型肝炎的传播途径主要是粪—口传播,主要通过饮用被污染的水和食用被污染的食物而感染,食用不当烹煮的动物组织或内脏也可能导致食源性戊型肝炎。此外,输血和垂直传播感染也是重要的传播途径。

3. 易感人群

任何年龄组均可感染 HEV,但儿童、青少年以亚临床感染为主,而戊型肝炎临床病例主要见于青壮年和中老年人。原有慢性 HBV 感染者以及晚期孕妇感染 HEV 病死率高。人感染 HEV 后能产生一定的免疫力,持续时间尚不清楚。

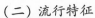

（二）流行特征

戊型肝炎的流行特征与病毒的基因型有关。HEV-1 和 HEV-2 所致的戊型肝炎多见于冬春季节，易在雨季或洪水后暴发流行，病例以 15～40 岁的青壮年为主；HEV-3 和 HEV-4 所致的戊型肝炎以散发为主，全年均可发生，冬春季稍多，病例以 40 岁以上的中老年人为主。

五、预控措施

（一）一般性措施

（1）规范供水管理，强化食品安全，相关部门做好管网建设、改水改厕、卫生监督等职责。

（2）开展公共卫生宣传和个人卫生教育，使公众养成良好的卫生习惯，重点强调"洗手"习惯，把住"病从口入"关。

（3）加强对生猪养殖和猪肉消费市场的卫生监管。随着 HEV-4 型成为目前我国的主导优势基因型，当前应加强对其主要动物宿主及潜在可疑动物宿主的调查，特别是对生猪养殖及猪肉消费市场的监管以及养殖场所猪排泄物管理，这对控制当前不断攀升的戊肝发病趋势具有重要意义。

（4）戊型肝炎疫苗的预防接种。目前厦门大学与北京万泰研制重组戊型肝炎疫苗经国家食品药品监督管理总局批准已成功上市销售，它是目前全球范围内唯一经批准上市的戊型肝炎疫苗。重组戊型肝炎疫苗按 0、1、6 月免疫程序接种 3 剂次，上臂三角肌肌内注射，经临床试验显示都具有良好的免疫原性和安全性。戊型肝炎高发区人群、与猪密切接触的高危人群、孕前妇女、各种原因所致的免疫缺陷人群和中老年群体等进行戊型肝炎疫苗的预防接种，这对降低我国戊型肝炎发病率具有极为重要意义。

（二）针对性措施

（1）对确诊病例和临床诊断病例及时进行传染病网络直报；在病例传染期进行肠道隔离治疗，对新生儿病例延长隔离期。对患者排泄物开展随时消毒，患者生活用品开展终末消毒。

（2）对病例的密切接触者，传染源的共同暴露者，已流行戊型肝炎的学校、医院、家庭或其他单位中的成员，在有条件的情况下先做血清学筛查，对血清 HEV-IgM 阳性的密切接触者作为隐性感染者开展肠道隔离。对密切接触者应进行医学观察 45 天。

（三）暴发流行时措施

（1）通过流行病学调查确定传播源、密切接触者、共同暴露人群，不同对象开展相应的处置措施；食源性感染应检测厨师的抗 HEV-IgM，确诊阳性后应隔离治疗,消除共同的传染源。

（2）暴发疫情应及时采取戊肝疫苗注射进行群体性预防。

（3）公共服务部门应采取措施保证疫点或疫区饮用水水质,强化食品卫生检验和管理,以消除食物和水的粪便污染。

第三节　病毒性腹泻

病毒性腹泻又称病毒性胃肠炎,是一组由多种病毒引起的急性肠道传染病,疾病可发生在各年龄组。临床特点为病急、恶心、呕吐、腹痛、腹泻,排水样便或稀便,也可有发热及全身不适等症状,病程短,病程自限,病死率低。各种病毒所致胃肠炎的临床表现基本类似。与急性胃肠炎有关的病毒种类较多,其中最常见的是轮状病毒、杯状病毒(诺如病毒、札如病毒)、肠腺病毒和星状病毒。柯萨奇病毒、冠状病毒等亦可引起胃肠炎。

§1　轮状病毒

轮状病毒胃肠炎是病毒性胃肠炎中最常见的一种。普通轮状病毒主要侵犯婴幼儿,成人腹泻轮状病毒可引起青壮年胃肠炎的暴发流行。

一、病原学

（一）病原分类

轮状病毒属于呼肠弧病毒科,球形,直径 $60 \sim 80$ nm,无包膜,双层衣壳,二十面体对称,为双股 RNA 病毒。

（二）病原特征

内衣壳的壳微粒沿着病毒体边缘呈放射状排列,形同车轮辐条,故称为轮状病毒。轮状病毒有两种形态,即双壳颗粒与单壳颗粒,双壳颗粒有传染性,单壳颗粒无传染性。

（三）理化特性

轮状病毒对理化因素有较强的抵抗力。耐酸、耐碱、耐乙醚,在 pH3.5 ~ 10.0 都具有感染性,经乙醚、氯仿、反复冻融、超声、37 ℃ 1 小时等处理仍具有感染性。室温传染性可保持 7 个月,在 −20 ℃ 可以长期保存。95% 的乙醇或 56 ℃ 加热 1 小时可灭活病毒。

二、临床表现

（一）潜伏期和传染期

轮状病毒的潜伏期大约为 24 ~ 72 h。

传染期：症状出现前两天肠道已开始大量排毒，病期第 3 ~ 5 d 为排出病毒高峰期，排病毒一般持续 7 d 左右，少数持续 2 周，在免疫功能低下的病人感染后一段时间仍可检测到轮状病毒。

（二）临床表现

1. 普通轮状病毒胃肠炎

病情差别较大。新生儿可以无症状，早产儿常会腹泻，甚至症状很重。6 月 ~ 24 月龄小儿临床症状重，而较大儿童或成年人多为轻型或亚临床感染。腹泻每日十到数十次不等，大便多为水样，或呈黄绿色稀便，常伴轻或中度脱水及代谢性中毒，可有轻至中度发热。部分病例在出现消化道症状前常有上呼吸道感染症状。本病为自限性疾病，病程约 1 周左右。但少数患儿短期内仍有双糖尤其是乳糖吸收不良，腹泻可持续数周，个别可长达数月。

2. 成人轮状病毒胃肠炎

起病急，多无发热或仅有低热，以腹泻、腹痛、腹胀为主要症状。腹泻每日 3 ~ 10 次不等，为黄水样或米汤样便，无脓血。部分病例伴恶心、呕吐等症状。病程 3 ~ 6 天，偶可长达 10 天以上。

轮状病毒感染的并发症少见，但少数患者可并发肠套叠、直肠出血，溶血尿毒综合征、脑炎及 Reye 综合征等。

（三）临床检查

外周血白细胞总数及分类大多正常，少数偏高，分类淋巴细胞增加；大便镜检大多无特殊发现，少数可见少量白细胞，培养无致病菌生长。

（四）鉴别诊断

本病与细菌、寄生虫性腹泻的鉴别不难，与其他病毒性胃肠炎的鉴别有赖于特异性诊断检查。

三、实验室检查

（一）显微镜检查

采集病人水样便后，经磷酸钨负染在电镜下观察病毒颗粒，或用免疫电镜检查病毒－抗体复合物。

（二）免疫学检测

采用酶联免疫试验、反向间接血凝、乳胶凝集等方法检测病毒抗原，并可进行 P、G 分型。

（三）核酸检测

可用核酸杂交或 RT-PCR 等技术进行检测和分型鉴定。

（四）血清学检测

感染后 5 d,血中可检测出特异性 IgM 抗体,有助于本病诊断。

四、流行病学

（一）流行的三个环节

1. 传染源

患者与无症状带毒者是主要的传染源。患者急性期粪便中有大量病毒颗粒,病后可持续排毒 4~8 d,极少数可长达 18~42 d。

2. 传播途径

主要通过人传人,粪—口是主要传播途径。成人腹泻轮状病毒胃肠炎的暴发流行主要传播途径是水源污染,接触传染也是重要的传播途径。轮状病毒是造成医院内感染的重要病原体。

3. 人群易感性

6~24 月龄儿童最易感染。无论在发达国家或在发展中国家,儿童在 3 岁以前几乎都被感染过。到 3 岁时,大部分个体已经获得轮状病毒抗体。初始感染可保护,其后再感染时症状较轻。成人腹泻轮状病毒则人群普遍易感。

（二）流行特征

1. 季节分布

秋冬季检出率最高。在温带地区,轮状病毒腹泻发生的季节高峰在较冷的月份中;在热带地区,病例在全年都有发生,常常在干冷的月份里有中等程度的发病高峰。

2. 人群特征

绝大多数病例在 2 周岁内发病。新生儿轮状病毒感染在某些环境频繁发生,但通常是无症状的。普通轮状病毒主要侵犯婴幼儿,9~12 月龄发病率最高,6 月龄以下少见,但近来人工喂养新生儿发病也较多,成人感染后多无症状或呈轻症表现。轮状病毒在医院和托幼机构的儿童中有暴发的可能。成人轮状病毒腹泻主要在青壮年中造成流行。

3. 地区分布

A 组轮状病毒感染广泛分布于世界各地,B 组轮状病毒感染主要发生在我国。

五、防控措施

（一）一般性措施

（1）注意个人卫生,防止水源污染,加强对饮水卫生的监督。

（2）医院和托幼机构应有严格的消毒隔离制度,应提倡母乳喂养婴儿。

（3）6～24 月龄幼儿通过口服减毒活疫苗进行主动免疫,是目前最有效的预防方法。口服免疫球蛋白(IgG)的被动免疫显示可以保护低出生体重的新生儿和免疫低下儿童。

（4）开展公共卫生宣传和个人卫生教育,使公众养成良好的卫生习惯。

（二）针对性措施

1. 及早发现和隔离病人

对确诊病例和临床诊断病例及时进行传染病网络直报;在病例传染期进行肠道隔离治疗。

2. 消毒处理

病毒在粪便、固体表面、污水中和手上可以生存很长时间。可以用含氯消毒剂对病毒进行灭活。

3. 密切接触者的处理

对病例的密切接触者进行严密观察,无需隔离,发现有症状出现及时报告和进行治疗。

§2　诺如病毒

一、病原学

1. 病原分类

诺如病毒属于嵌杯样病毒属,直径 25～32 nm,圆形,无包膜,为单股正链RNA 病毒。

2. 病原特征

诺如病毒被认为是引起非细菌性胃肠炎暴发的最常见病原体。仅人和猩猩易感。

3. 理化特性

病毒抵抗力较强,耐乙醚、酸及热,60 ℃ 30 min 不能完全灭活。

二、临床表现

（一）潜伏期和传染期

潜伏期一般为 24～48 h。

传染期为疾病的急性期直至腹泻停止后的 48 h。

（二）临床症状和体征

呕吐或腹泻，或两者兼而有之。呕吐是诺如病毒感染的典型症状，但是呕吐在 1 岁以下儿童或住院患者中并不多见。其他症状包括恶心、腹痛、腹绞痛、厌食、不适和低烧等。典型胃肠道症状持续 24 ~ 48 h。感染志愿者研究中，1/3 为隐性感染。本病为自限性疾病，预后良好，一般不导致死亡，可能导致 5 岁以下儿童或 65 岁以上老年人病程延长或住院。

（三）临床检查

1. 血常规

外周血白细胞大多数正常或稍高，亦有少数白细胞计数降低。

2. 粪便检查

大便镜检多无异常，培养无致病菌生长。

三、病毒实验室检查

（1）电镜或免疫电镜鉴定。

（2）放射免疫法、酶联免疫法。

（3）分子生物学检测法。

逆转录多聚酶链反应（RT-PCR）检测方法除了能更准确、灵敏地检测标本中的诺如病毒以外，最大的优点在于可以进一步对病毒进行基因型的研究，对流行病学研究具有重要意义。

四、流行病学

（一）流行三环节

1. 传染源

患者、隐性感染者及健康携带者。

2. 传播途径

（1）粪-口途径为主。可散发也可暴发，散发病例为人－人的接触感染，暴发流行常由于水和食物的污染造成。

（2）呕吐物气溶胶传播。病人的呕吐物和粪便在自然界中污染到水，间接污染到食品，患者的呕吐物和粪便可形成气溶胶，与患者近距离接触可传染。

3. 人群易感性

人群普遍易感，但以成人和大龄儿童多见，感染后免疫力短暂，重复感染可能会产生长期免疫保护。

（二）流行特征

1. 季节分布

全年均可发生，冬季高发。

2. 人群特征

侵袭所有年龄组，以大龄儿童及成人发病率最高。

3. 地区分布

广泛分布于世界各地，暴发最为常见，但也有散发。

五、防控措施

（一）一般性措施

加强患者的管理。采取预防粪口传播疾病的卫生措施，注意个人卫生和饮食卫生，不吃生冷食品和未煮熟煮透的食物，提倡喝开水，加强饮用水卫生管理。

（二）针对病人、接触者的措施

同轮状病毒。

（三）暴发流行时的措施

（1）通过流行病学调查确定传染源、传播途径、密切接触者、共同暴露人群等。对于怀疑经水和食品传播导致的暴发应及时采集相关样品进行检测，明确后及时切断传播途径。

（2）对病人的排泄物、呕吐物以及其他可能被污染的物品进行规范消毒，避免因消毒不规范引起疫情的传播。

（3）严格执行《中华人民共和国食品安全法》，做好食品卫生监督管理工作。食物加工者要严格注意个人卫生，一旦发病立即调离工作岗位。

（4）严格执行饮用水卫生管理制度。

（5）对疫情暴发流行的场所如托幼机构、学校、工厂等机构开展公共卫生宣传教育。

第四节　急性出血性结膜炎

急性出血性结膜炎（acute hemorrhagic conjunctivitis，AHC），又称流行性出血性结膜炎（俗称"红眼病"），为我国法定丙类传染病。1969 年首先在西非加纳暴发流行，1971 年我国首次暴发流行，除边远地区外遍及中国各省市，包括香港、台湾。20 世纪 80 和 90 年代我国均有多次地区性小规模流行。急性出血性结膜炎的特点为接触传染、人群普遍易感、常造成大范围暴发流行。多发于夏秋季,各年龄组人群均可感染发病,自然病程短,无特殊治疗药物,预后较好,极个别伴有神经系统症状。

一、病原学

(一)病原分类

肠道病毒 70 型(enterovirus type 70,EV70)和柯萨奇病毒(Coxsackie virus)A 组 24 型变种(CA24v)是急性出血性结膜炎的主要病原体。腺病毒 11 型也可引起该病。EV70 和 CA24v 均属微小核糖核酸病毒科(*Picornaviridae*)。

(二)病原特征

EV70 病毒呈球形,直径 22～30 nm,基因组为单链 RNA,蛋白外壳呈对称排列的 20 面体,无包膜。病毒在敏感细胞胞浆内繁殖。EV70 的分离培养需用人胚肾细胞、人胚结膜组织或 HeLa 细胞,较难分离。不同流行期病毒基因常有变异,可引起世界范围大流行。CA24v 生物学特性基本同 EV70,可用 HeLa 细胞等多种传代细胞培养,易分离。

(三)理化特性

EV70 和 CA24v 适合在温暖、潮湿的环境中生存与传播,均耐酸、耐乙醚、耐碘苷。75% 的酒精是有效的消毒剂。

二、临床表现

(一)潜伏期和传染期

潜伏期短,潜伏期一般为 12～48 h,发病两周后传染性最强。

(二)临床症状和体征

起病急剧,自觉症状明显,双眼先后或同时患病;有剧烈的异物感、眼红、眼刺痛、畏光、流泪等刺激症状;早期分泌物为水性,重者带淡红色,继而为黏液性。

眼睑充血水肿,睑结膜重度充血,常伴有结膜下出血,出血可为点状、线状或片状,多在上方球结膜下,重症患者出血可累及整个球结膜。睑结膜多有滤泡形成,严重者可有假膜形成。轻度病变的患者,角膜可不受累,但是中重度患者可出血角膜的上皮及上皮下病变,表现为角膜上皮点状脱落,荧光素染色可见散在点状或成簇状,上皮下或浅基质层出现混浊,甚至炎症累及前房导致前葡萄膜炎。有些患者的角膜上皮病变可反复发作,引起视力下降。多数患者有耳前淋巴结或颌下淋巴结的肿大、触痛。极个别患者可伴发脊神经麻痹的表现如下肢运动麻痹或瘫痪。

（三）临床检查

眼睑红肿,睑、球结膜中、高度充血,多伴结膜下点、片状出血。早期角膜上皮点状剥脱,荧光素染色后裂隙灯检查可见角膜弥漫散在细小点状着染。

（四）鉴别诊断

夏秋季节一个地区、单位集中出现多数急性结膜炎患者或医院门诊、医务室骤然出现众多潜伏期极短、急剧发病、接触传播很快的急性结膜炎患者。须高度警惕急性出血性结膜炎的流行,但应与流行性角结膜炎、急性卡他性结膜炎、衣原体性结膜炎相鉴别。

1. 流行性角结膜炎

流行性角结膜炎常由腺病毒8、19、37等亚型感染引起。潜伏期5～12 d,接触传染,传染性强,可暴发或小范围流行,常年均可见散发病例。可先有上呼吸道感染、发热史。结膜明显充血、水肿,滤泡增生,少数可引起不同程度的结膜下出血。水样分泌物,常伴伪膜形成。耳前淋巴结肿大。起病7～10 d内,出现浅层点状角膜炎,2周左右角膜中央出现数目不等的上皮下圆形浸润斑点,影响视力。角膜损害可持续数月或数年后消失或遗留云翳。

2. 急性卡他性结膜炎

急性卡他性结膜炎由细菌感染引起,潜伏期1～2 d,常见的致病菌为肺炎链球菌、Koch-Weeks杆菌,流感嗜血杆菌、金黄色葡萄球菌等。属接触传染,表现为结膜充血、水肿,粘液脓性分泌物,一般不波及角膜。如由Koch-Weeks杆菌或肺炎链球菌感染,结膜可出现小点状出血。

3. 衣原体性结膜炎

衣原体性结膜炎是由衣原体感染引起的急性滤泡性结膜炎,潜伏期3～4 d。表现为眼睑红肿、结膜高度充血、乳头增生、穹隆部布满滤泡。另外也可通过成人衣原体性生殖泌尿系感染的分泌物或污染的游泳池水引起。病程持续数周至数月。

三、实验室检查

患眼结膜囊泪液、分泌物是分离CA24v、EV70的主要标本。标本采集应在起病1～3 d以内。用灭菌棉拭子涂擦翻转的上、下睑结膜并拭取泪液,立即投入装有灭菌生理盐水或Eagle液或0.5%水解乳蛋白Hanks液2 mL的小试管中,贴好标签,置冰壶内携至实验室或低温(-20℃～-70℃)冻存。

（一）血清学诊断

1. 抗体检测

发病1～3 d内采取患者急性期血清,发病后2～4周采取恢复期血清,抗

EV70 或抗 CA24v 抗体比急性期血清抗体滴度升高 4 倍或 4 倍以上。

2. 抗原检测

用棉拭子取结膜细胞,涂于清洁的玻片上,室温干燥,一例患者标本涂两张涂片,分别用抗 CA24v 及抗 EV70 单克隆抗体做间接免疫荧光试验,检查结膜细胞中的病毒抗原。

(二)病原学诊断

结膜拭子涂擦或结膜刮取物培养分离出 EV70 或 CA24v 病毒,或逆转录多聚酶链反应法测出结膜标本中病毒核酸。

四、流行病学

(一)流行三环节

1. 传染源

患者是本病的主要传染源,其眼部分泌物及泪液均含有病毒。发病后 2 周内传染性最强。该病潜伏期一般为 12 ~ 48 h,最长可达 6 d。

2. 传播途径

该病主要是通过患眼—污染病毒的手、物品或水—健眼途径接触传播,部分患者的咽部或粪便中也存在病毒,如 CA24v 可从患者咽部、粪便中检出,EV70 偶从粪便分离,提示通过飞沫、粪便传播的可能性。

3. 易感人群

人群普遍易感,各年龄组均可感染发病。可以由不同型别病毒单独感染发病,也可发生两种病毒混合感染。病后免疫持久性差,患者病愈后,可以被不同病毒感染而再次发病,亦可能在间隔数年后被同一种病毒再次感染而发病。

(二)流行特征

该病全年均可发病,有明显的季节特点,以夏秋季多见。易在人口稠密、卫生条件差的地区流行,在托幼机构、学校、工厂企业等人群聚集的地方易发生暴发流行。医院门诊的交叉感染和口腔器械消毒不严格,也可造成传播。EV70 和 CA24v 可以同时或先后引起流行。

五、预防控制

(一)一般性预防措施

(1)卫生教育 宣传个人爱眼卫生,养成勤洗手,不揉眼,分巾、分盆的卫生习惯。

(2)重视公共卫生 加强对游泳池、浴池、理发室、旅馆的卫生管理与监督。

（二）针对性预防措施

1．传染源管理

早期发现病人，对病人采取隔离，防止家庭成员间、群体间接触传播。隔离期至少7~10 d。

2．切断传播途径

病人洗脸用具严格隔离使用，每日煮沸消毒或开水浇烫。病人接触使用的物品，用75%乙醇擦拭消毒。污染物煮沸消毒。

3．易感者保护

家庭成员、密切接触者，接触患者后用75%乙醇消毒双手。

4．防止院内感染

医务工作者检治患者后必须认真用75%乙醇消毒双手及用物以后再接触其他患者。使用的仪器、物品用75%乙醇或84消毒液等清拭消毒，严防医源性传播。

（三）暴发流行时

（1）医院眼科设急性出血性结膜炎专台门诊，集中检治以避免交叉感染。

（2）有关部门责令暂时关闭游泳池、浴池等场所，减少社交活动以避免扩大传播，阻止"红眼病"患者进入公共场所或参与社交活动。

（3）不宜采用集体滴眼药进行预防。

第五节　登革热和登革出血热

登革热（dengue fever，DF）是由登革病毒（dengue virus，DV）引起的急性蚊媒传染病，主要通过埃及伊蚊和白纹伊蚊传播，属乙类传染病。登革出血热（dengue hemorrhagic fever DHF）是登革热中较为严重的一种临床类型。如果没有适当的治疗，登革出血热的病死率可超过20%，经过有效的支持疗法，病死率可低于1%。

登革热广泛流行于全球热带和亚热带的非洲、美洲、东南亚和西太平洋地区的100多个国家和地区。本病主要在我国广东、福建流行，多为小规模流行或散发。近些年由于人员流动频繁和国际旅游的迅猛发展，使登革病毒的流行范围及其传播媒介埃及伊蚊和白纹伊蚊的分布范围不断扩大。据世界卫生组织（WHO）估计，全球有25亿人口的健康受到威胁，每年有5 100万人感染登革病毒，其中约50万为DHF，25 000例死亡。

一、病原学

（一）病原分类

DV 属黄病毒科黄病毒属,基因组为单股正链 RNA。包括 4 个血清型（DV-1 ~ DV-4）。各型都能引起本病,并能激发型特异抗体,但各型间免疫保护不明显。

（二）病原特征

完整的 DV 呈球形,直径 37 ~ 50 nm。其自然宿主有 3 种:伊蚊、人和低等灵长类动物。常用 C6/36 细胞进行病毒培养,病毒也可以在乳鼠和数种脊椎动物细胞系中培养。

（三）理化特性

DV 不耐热,60 ℃ 30 min 或 100 ℃ 2 min 即可灭活,但耐低温,在人血清中保存于 -20 ℃ 可存活 5 年, -70 ℃ 可存活 8 年以上。登革病毒对酸、洗涤剂、乙醚、紫外线、0.65% 甲醛溶液敏感。

二、临床表现

（一）潜伏期和传染期

潜伏期 3 ~ 15 d,通常为 5 ~ 8 d。

没有直接的人传人。病人对蚊虫的传染期略早于发热期,直至发热期末,通常 3 ~ 5 d。蚊子吸血后 8 ~ 12 d 即产生传染性,且维持终生。

（二）临床症状和体征

世界卫生组织将登革病毒感染性疾病分为 DF 和 DHF,后者又分为无休克的 DHF 和登革休克综合征（DSS）。临床上将 DF 分为典型、轻型与重型。

1. 典型症状和体征

（1）发热　通常起病急骤,畏寒、高热,24 ~ 36 h 内体温升高可达 39 ℃ ~ 40 ℃,部分患者可表现为双峰热或马鞍热,可伴恶心、呕吐、腹痛、腹泻或便秘等胃肠道症状。

（2）肌肉关节疼痛　伴有较剧烈的头痛、眼眶痛以及肌肉、关节和骨骼痛。

（3）皮疹　常于病程的第 3 ~ 6 d 出现,多为斑丘疹,可呈麻疹样皮疹,也有猩红热样皮疹、红斑疹及出血性皮疹（瘀点）等。在同一患者身上可同时出现两种或多种皮疹。皮疹多先见于躯干,然后逐渐向四肢、头面部蔓延,最后分布于全身皮肤。皮疹多有痒感,大部分不脱屑。

（4）出血　早期可有颜面、颈、胸皮肤潮红,眼结膜充血及浅表淋巴结肿

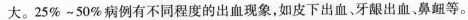

大。25%～50%病例有不同程度的出血现象,如皮下出血、牙龈出血、鼻衄等。

（5）其他　约1/4的病例有轻度肝肿大,个别病例有黄疸,脾肿大少见。

（三）临床检查

血常规检查白细胞总数减少,第4～5 d降至最低点,可低至2×10⁹/L,分类中性粒细胞减少。1/4～3/4的病例血小板减少。部分病例有蛋白尿和红细胞尿。约半数病例有轻度丙氨酸转氨酶升高。

（四）鉴别诊断

DHF和DSS应与钩端螺旋体病、败血症、流行性出血热、流行性脑脊髓膜炎、恙虫病、伤寒等疾病相鉴别。

三、实验室检查

（一）血清学

单份血清补体结合试验滴度超过1/32,红细胞凝集抑制试验滴度超过1/1 280有诊断意义。IgM抗体捕捉ELISA(MAC-ELISA)法检测特异性IgM抗体有助登革热早期诊断。双份血清,恢复期抗体滴度比急性期升高4倍以上者,可以确诊。

（二）病原学

从急性期病人血清、脑脊液(发病5 d内)或尸解脏器(脑、肝等)中分离到登革热病毒,可以确诊;急性期血清(发病6 d内)标本中检测到登革热特异性抗原也可以确诊。

（三）其他检测

使用RT-PCR检测患者急性期血清(发病6 d内)标本,其敏感性高于病毒分离,可用于早期快速诊断及血清型鉴定,技术要求较高。

四、流行病学

（一）流行三环节

1. 传染源

DF患者、感染者和低等灵长类动物是本病的传染源和宿主,在城市型和乡村型登革病毒感染循环中,病人和隐性感染者是登革病毒的主要传染源和宿主。

2. 传播途径

主要是埃及伊蚊和白纹伊蚊,病毒经蚊叮咬传染给人。

3. 易感人群

人对登革病毒普遍易感,但感染后并非人人发病。由于对不同型别毒株感染无交叉免疫力,因此可以发生二次或多次感染。感染一种病毒型产生的免疫对同型病毒免疫力可持续 1 ~ 4 年,而对异型病毒的免疫则短暂且不可靠。

（二）流行特征

1. 地区分布

DF 广泛分布于有媒介伊蚊存在的热带、亚热带地域,有时侵入温带地区引起流行。东南亚、西太平洋地区和美洲加勒比海地区更呈地方性流行。建国以来,我国的广东、广西、海南等省均出现过登革热的暴发流行。由于白纹伊蚊在我国广泛分布,凡存在伊蚊分布的地区,尤其是沿海地区和历史上曾发生过 DF 流行的长江流域,一旦病毒输入,条件合适时就可能出现 DF 流行。

2. 人群分布

在新疫区或输入性流行区,所有年龄组均可发病,但以青壮年为主;在东南亚老疫区或地方性流行区,发病年龄多数为儿童。我国从婴儿到老人均可发病,以儿童和青壮年患病率较高。

3. 季节分布

DF 在热带、亚热带地域可常年发病,一般流行于夏秋季。我国广东省流行季节为 6 月 ~ 12 月,高峰期为 8 月 ~ 10 月。海南省流行季节为 3 月 ~ 11 月,高峰期为 4 月 ~ 6 月,福建省 1999 年的流行发生在 7 月 ~ 10 月。

4. 周期性

DF 在不同地区有不同流行周期。东南亚地区似乎 3 ~ 5 年出现一次流行高峰。我国广东省部分 20 世纪 80 年代出现 DF 疫情的县区,90 年代再次出现疫情,间隔多年后疫情集中的区域甚至乡镇相同或相近。

五、预防控制

（一）一般性措施

教育公众,促进行为改变,一方面,去除、销毁或处理各种伊蚊幼虫孳生地,如旧轮胎、花盆、废弃的贮存食物或水的容器;另一方面,使用驱虫剂、纱门纱窗和防蚊服装等进行个人防护,防止白天蚊虫叮咬。

（二）针对性措施

1. 病例的管理

急性期和隐性感染患者是主要传染源,要求做到早诊断、早报告、早隔离、早就地治疗。隔离期限从发病日起不少于 6 天。隔离室应有防蚊措施,如纱窗、纱门、蚊帐。并在隔离室周围 100 m 范围内定期杀灭伊蚊成蚊和清除伊蚊孳生地。

2. 灭蚊、防蚊

对疫点、疫区必须进行室内外的紧急杀灭成蚊同时，要针对不同蚊种及孳生地特点采取相应措施，限期将疫区范围内蚊幼布雷图指数降至 5 以下。

3. 保护易感人群

目前尚无有效疫苗，公众要做好个人防护（进入疫区人员使用驱避剂）等，使用纱门纱窗，防止蚊媒白天叮咬传染。在流行区、流行季节尽量减少群众集会，减少人群流动。

第六节 发热伴血小板减少综合征

发热伴血小板减少综合征（severe fever with thrombocytopenia syndrome, SFTS）是一种由新型布尼亚病毒感染所致。2005 年以来，我国华东多个省份出现所谓的"蜱虫病"病例，并在安徽、江苏等地出现家庭聚集性病例和医院内感染。病人主要临床表现为高热，伴有明显的胃肠道症状，部分病例有口腔黏膜出血、黑便、皮肤针刺处瘀斑等，重症病例因弥漫性血管内凝血（DIC）和多脏器损伤死亡。起初怀疑该病是由无形体感染所致，经过国内外科学家的研究，直至 2009 年其病原才最终确认为布尼亚病毒。

一、病原学

（一）病原分类

现认为 SFTS 的主要病原是一种新型的布尼亚病毒科（*Bunyaviridae*）白蛉病毒属（*Phlebovirus*）病毒。

（二）病原特征

病毒呈球形颗粒状，直径 80～100 nm，外有脂质包膜，表面有突起。病毒基因组由大、中、小三个单链 RNA 片段（L、M 和 S）构成。S 片段相对保守，常被用于 PCR 检测的目标片段，其编码的核蛋白（NP）具有良好的抗原性。

病毒首先在淋巴系统如淋巴结和脾脏中增殖，然后通过血液，到达肝脏和肾脏等脏器，并可通过血脑屏障，进入脑脊液。可从血液（血清）标本和脑脊液标本分离到病毒，但未见从尿液、粪便中分离病毒的报告。

（三）理化特性

病毒抵抗力弱，不耐酸，易被热、乙醚和常用消毒剂及紫外线照射等迅速灭活。

二、临床表现

（一）潜伏期

潜伏期一般是 5～14 d，潜伏期长短受病毒的剂量和感染途径等因素的影响。

（二）临床症状和体征

急性起病，主要临床表现为发热，体温多在 38 ℃以上，重症者持续高热，可达 40 ℃，热程可长达 10 d，伴乏力、头痛、肌肉酸痛，消化道症状如食欲减退、恶心、呕吐明显。查体可见腹股沟等浅表淋巴结肿大。重症病例可出现意识障碍等神经系统症状和口腔黏膜瘀点等出血倾向，可因弥散性血管内凝血（DIC）等多脏器功能衰竭死亡。

（三）临床检查

血常规可见绝大多数患者外周血白细胞和血小板计数减少，因而不少患者发病初期被误诊为血液系统疾病。

尿常规可见蛋白尿和血尿。

血生化检查可见肝酶（ALT 和 AST）、乳酸脱氢酶（LDH）、肌酸激酶（CK）等不同程度的升高，并伴有低钠血症。

（四）鉴别诊断

临床上需要与人粒细胞无形体病和其他病毒性出血热如肾综合征出血热等相鉴别。

三、实验室检查

1. 分子生物学

病例的确诊主要通过分子生物学核酸检测方法，如 RT-PCR 或 Real time RT-PCR，对病例发病早期的血液标本进行检测。

2. 病毒分离

采集患者的急性期血液进行病毒分离也可确诊，病毒分离常用 Vero、Vero-E6、BHK21 等细胞。

3. 血清学

用双抗原夹心 ELISA 法，急性期病毒特异性 IgM 抗体阳性，或双份血清 IgG 抗体恢复期阳转或滴度较急性期 4 倍及以上增高。

四、流行病学

(一) 流行三环节

1. 传染源

传染源主要是动物或媒介昆虫(蜱),血清学调查显示野外散养的大型家畜如山羊、牛、犬等抗体阳性率较高,鸡、鸭、鹅等家禽也有一定的阳性率;部分病例在发病前有明确的蜱虫叮咬史。

2. 传播途径

主要通过昆虫(蜱)的叮咬传播。此外,通过接触患者的血液或血性分泌物也可传播。

3. 人群易感性

人群普遍易感,一般人群的抗体阳性率在1%左右;居住在丘陵、山地、林地等地区,从事野外活动如采摘等人群感染风险较高。

(二) 流行特征

病例主要分布于丘陵、林地地带的农村,在江苏多发生于与安徽交界的地区以及南京周边地区;春末夏初开始出现病例,6月份到达高峰,之后病例逐渐减少,9月份可能病例再次略微增多,直至11月末,这可能与媒介蜱虫的生活习性有关;老年人多发,但无性别差异。野外作业,如放牧、割草、采茶等是感染的危险因素。

五、防控措施

(一) 一般性措施

野外活动注意个人防护,包括穿胶鞋、长袖衣裤、使用驱虫剂以避免昆虫叮咬;目前没有针对性疫苗可以使用,也不建议预防性服药。提高医护人员对该病的认识,早期诊断,防止误诊和漏报。因病人早期症状不典型,加上血小板减少,多被当作血液病治疗,容易误诊。

(二) 针对性措施

病人一般不需要隔离,但应注意病人血液或其他血性分泌物的消毒处理,患者的血液具有传染性,医护人员和陪护人员接触患者时要戴乳胶手套,从事气管插管或其他可能接触病人血液或血性分泌物的操作时,应穿戴隔离衣、使用护目镜或防护面罩,接触病人的血液或其他血性分泌物后要及时清洗消毒处理。

第七节 脊髓灰质炎

脊髓灰质炎(poliomyelitis),是由脊髓灰质炎病毒(poliomyelitis virus)引起的急性传染病,多发生在 5 岁以下的儿童,尤其是婴幼儿,故又称"小儿麻痹症",主要通过粪—口途径在人与人之间传播,人是已知脊髓灰质炎病毒的唯一宿主。目前世界上仅在少数国家仍有脊髓灰质炎野病毒传播,在今后几年内有望在全球消灭脊髓灰质炎。但是,在全球消灭脊髓灰质炎前,我国仍然存在发生输入性脊髓灰质炎野病毒及脊髓灰质炎疫苗衍生病毒(VDPV)引起脊髓灰质炎病例的可能。

一、病原学

（一）病原分类

脊髓灰质炎病毒是微小核糖核酸病毒科的肠道病毒属的一员。

（二）病原特征

在电镜下呈球形颗粒相对较小,直径约 $20 \sim 30$ nm 的对称二十面体,无包膜。脊灰病毒仅含有 RNA 和蛋白质,不含类脂类。病毒内核直径为 16 nm,含单股正链 RNA。约由 7 500 个核苷酸组成,具有感染性。

（三）理化特性

脊髓灰质炎病毒对各种理化因素的抵抗力较强。因不含脂质包膜,能抵抗乙醚、乙醇和胆盐,在 pH $3.0 \sim 10.0$ 的环境中活力稳定,故在人胃肠道内可抵抗胃酸、肠液而生长繁殖。该病毒耐寒冷,对热、干燥及氧化消毒剂敏感。-70 ℃可存活 8 年以上,4 ℃存活 6 个月以上,在粪便或污水中可存活 $3 \sim 6$ 个月。56 ℃ 30 min 或煮沸即被灭活,紫外线($2\,030$ uW/cm^2,$0.5 \sim 1$ h)照射迅速致死。氯化镁对病毒有热稳定作用,3% $\sim$ 5% 的甲醛能灭活病毒。该病毒耐乙醚和胆盐、乙醇等,pH 3.0 时保持稳定,但易被常规浓度的 2% 碘酊和高锰酸钾(1∶1 000)、含氯消毒剂($0.3 \sim 0.5$ ppm 游离氯)、3% 过氧化氢等各种氧化剂和消毒剂所灭活。

二、临床表现

（一）潜伏期和传染期

本病的潜伏期为 $3 \sim 35$ d,一般为 $7 \sim 14$ d。

患者自潜伏期末至整个病程中都有传染性,发病前 $3 \sim 5$ d 到出现症状后

7 d 内可从患者咽喉部分离出病毒,但排毒量较粪便中少。从发病前 1 周开始即可从粪便排毒,发病后 1~2 周排毒率最高,69.8%~100% 的患者粪便中均可分离到病毒,以后逐渐减少,至发病 4 周时仍有 30% 左右的患者排毒,个别患者通过粪便排毒可长达 4 个月以上。

（二）临床症状和体征

发病初期多数有低热或中度发热,伴有咽痛、咳嗽等上呼吸道症状,或有恶心、呕吐、腹泻、腹痛等消化道症状。经 1~2 d 发热,再经 4~7 d 无热期后进入瘫痪前期。根据病变部位,有以下类型:

1. 脊髓型

此型最常见,瘫痪多为下运动元性,多表现为弛缓性瘫痪,其特点有:① 发生于一肢或数肢,以下肢为多见;② 近端大肌群如三角肌、胫骨前肌瘫痪较远端小肌群出现早而重;③ 瘫痪肌群分布不均匀、不对称,同侧上下肢均瘫者少见;④ 不伴有感觉障碍;⑤ 发生上行性瘫痪者,即由下肢向上蔓延腹、背、颈部而达延髓者,则预后严重;⑥ 瘫痪出现后,腱反射随之减弱或消失。

2. 脑干型(球麻痹或延髓麻痹型)

占瘫痪型病例的 6%~25%,常与脊髓型同时发生。约 85% 的患者在起病前的 1 个月内有扁桃体摘除史。病变发生在延髓及下部颅神经核及延髓腹面网状结构的呼吸中枢和血管运动中枢。

3. 脑型

较少见,可呈弥漫性或局灶性脑炎,临床表现与其他病毒性脑炎无异。发热、剧烈头痛、烦躁不安、嗜睡、震颤、昏迷及惊厥。可有上运动神经元瘫痪。

4. 混合型

同时存在上述两种或以上类型,其中以脊髓型和脑干型同时存在最为常见。

（三）鉴别诊断

脊灰的鉴别诊断,主要应与临床具备急性弛缓性麻痹(acute flaccid paralysis, AFP)症状的神经系统和肢体肌肉等方面的疾病,如格林巴利综合征(GBS)、急性脊髓炎、损伤性神经炎、急性病毒性肌炎、周期性麻痹、其他肠道病毒感染引致的麻痹等相鉴别。脊髓灰质炎瘫痪型患者应与其他原因引起的急性弛缓性瘫痪者相鉴别。

三、标本采集与送检

AFP 病例:所有 15 岁以下儿童发生不能立即确定为其他病因的 AFP 病例,亦即脊髓灰质炎疑似病例,包括 15 岁以下明确诊断为 GBS,以及 15 岁以上的疑似脊髓灰质炎新病例。

（一）AFP 病例标本的采集

对所有 AFP 病例应采集双份粪便标本用于病毒分离，要求在麻痹出现后14 d 内采集；两份标本采集时间至少间隔 24 h；每份标本重量不少于 5 g（约为成人的大拇指末节大小）。

（二）接触者标本的采集

1. AFP 病例接触者

以下情况应采集 AFP 病例的 5 名接触者（原则上 5 岁以下）粪便标本。

（1）未采集到合格粪便标本的 AFP 病例；

（2）根据临床或流行病学资料高度怀疑为脊髓灰质炎的 AFP 病例；

（3）死亡的 AFP 病例。

2. 输入性脊髓灰质炎野病毒病例、VDPV 病例、脊髓灰质炎疫苗高变异株病例接触者

对于输入性脊髓灰质炎野病毒病例、VDPV 病例（或 VDPV 循环病例）及脊髓灰质炎疫苗高变异株病例，其接触者标本的采集要求见《脊髓灰质炎野病毒输入性疫情和疫苗衍生病毒相关事件应急处置技术方案（试行）》。

（三）原始标本运送

标本采集后要在 7 d 内送达省级脊髓灰质炎实验室，标本应冷藏运送，送达时带冰，且包装完整，同时应附完整的登记资料。

四、流行病学

（一）流行三环节

1. 传染源

人是脊髓灰质炎病毒的唯一的天然宿主，病人、隐性感染者和无症状病毒携带者都是本病的传染源。病人因得到及时隔离，作为传染源的意义不大，无症状的隐性感染及无麻痹患者因不易发现，在传播该病上起主要作用，为最主要传染源。

2. 传播途径

主要通过粪—口途径传播。通过被感染者粪便污染的水、食物、手、生活用具及玩具为其主要传播方式。其次，在发病的早期，咽部也可排出病毒，故亦可以飞沫方式通过呼吸道传播，但为时短暂。

3. 易感人群

人对脊髓灰质炎病毒普遍易感，人感染后可获得对同型病毒株的持久免疫力。

（二）流行特征

1. 有本土脊髓灰质炎流行的国家逐渐减少

2014 年全球共报告脊髓灰质炎野病毒病例 359 例,95% 以上的国家或地区无本土脊髓灰质炎野病毒病例,只有少数国家还有本土病例的发生或流行。我国自 1994 年 10 月以来未发现本土脊髓灰质炎野病毒病例。

2. 输入性脊髓灰质炎野病毒病例威胁依然存在

随着全球经济一体化进程的加快,人口流动频繁,脊灰野病毒可以远距离传播,在无脊灰的国家输入性脊灰野病毒病例已成为当前脊灰的主要传播方式。我国于 1994 年发生最后 1 例脊髓灰质炎本土病例后,1995 年、1996 年、1999 年、2011 年先后在云南、青海、新疆等地发生脊髓灰质炎野病毒输入疫情。

3. 免疫空白可造成脊髓灰质炎野病毒的重新传播

在免疫空白地区,人群免疫水平低下,一旦有脊髓灰质炎病毒侵入,极易引起流行。2003 年尼日利亚等地发生联合抵制使用疫苗事件后造成了脊髓灰质炎的流行,涉及到周边已实现无脊髓灰质炎的国家,重新建立了脊髓灰质炎野病毒的传播链,导致脊髓灰质炎疫情持续发生,至 2005 年年底报告数百例。

五、预防控制

（一）一般性措施

1. 疫苗接种

我国现行的口服脊髓灰质炎减毒活疫苗（OPV）常规免疫程序为:基础免疫为 2、3、4 月龄各 1 次,间隔不少于 28 d,4 周岁时进行 1 次加强免疫。

2. 日常卫生

搞好环境卫生,消灭苍蝇,培养卫生习惯等十分重要。本病流行期间,儿童应少去人群众多场所,避免过分疲劳和受凉,推迟各种预防注射和不急需的手术等,以免促使顿挫型感染变成瘫痪型。

（二）针对性措施

1. 隔离患者

自起病日起至少隔离 40 d。第 1 周应同时强调呼吸道和肠道隔离,排泄物以 20% 漂白粉消毒;食具浸泡于 0.1% 漂白粉澄清液内或煮沸消毒,或日光下曝晒 2 d;地面用石灰水消毒;接触者双手浸泡 0.1% 漂白粉澄清液内,或用 0.1% 过氧乙酸消毒;对密切接触的易感者应隔离观察 20 d。

2. 异地 AFP 病例监测管理

异地 AFP 病例是指非本地户籍的 AFP 病例。如病例麻痹前在本地居住 35 d 以上,则不属于异地 AFP 病例。

异地 AFP 病例的管理由其原居住地县级以上疾控机构管理。异地 AFP 病例的监测由病例暂住地县级医生疾控机构负责。异地病例离开就诊地,就诊地疾控机构应及时将病例管理权限"转出"给病例户籍所在地疾控疾控管理。

3. 高危 AFP 病例

符合下列条件之一的 AFP 病例:(1) 年龄小于 5 岁、接种脊灰疫苗次数少于 3 次或服苗史不详、未采或未采集到合格粪便标本;(2) 任何年龄临床怀疑脊灰,尤其是未采或未采集到合格粪便标本;(3) 来自脊髓灰质炎流行国家或地区,或曾在发病前 35 d 内去过脊髓灰质炎流行国家或地区。

确定高危 AFP 病例后,省、地、县三级疾病预防控制机构要及时组织调查,并于调查结束后的 1 周以内将调查结果和全部资料报告至省级疾病预防控制机构。

4. 聚集性高危 AFP 病例或聚集性脊髓灰质炎临床符合病例

同一县(区)或相邻县(区)发现 2 例或 2 例以上的高危 AFP 病例或临床符合病例,麻痹时间间隔 2 个月以内。

发现聚集的临床符合病例后,省级疾病预防控制机构要组织专家调查、分析发病原因和脊髓灰质炎野病毒感染的可能性。

5. VDPV 病例、输入性脊髓灰质炎野病毒病例等的调查

VDPV 病例:从粪便等标本中分离出 VDPV,经省级专家诊断小组审查,临床不能排除脊髓灰质炎诊断的 AFP 病例。

对于 VDPVs 病例、cVDPVs 病例、输入性脊髓灰质炎野病毒病例或脊髓灰质炎疫苗高变异株病例的调查见《脊髓灰质炎野病毒输入性疫情和疫苗衍生病毒相关事件应急预案(试行)》及《脊髓灰质炎野病毒输入性疫情和疫苗衍生病毒相关事件应急处置技术方案(试行)》。

第八节 狂 犬 病

狂犬病是由狂犬病病毒感染引起的人兽共患的中枢神经系统疾病,俗称恐水症、疯狗病,属乙类传染病,是迄今为止人类病死率最高的急性传染病。我国的狂犬病发病率仅次于印度,居世界第二。2004 年以来,狂犬病在全国

法定报告传染病中死亡数始终居前三位,给我国公民的生命健康带来了严重威胁。

一、病原学

(一)病原分类

狂犬病毒属于弹状病毒科狂犬病病毒属,本科病毒分二个属,即水泡性口炎病毒属和狂犬病病毒属,此外还有未定属的植物弹状病毒。其中只有狂犬病毒能感染人类,对人类构成威胁。根据对不同毒株的血清学反应和单克隆抗体分析,将狂犬病毒分成 6 个血清型。

(二)病原特征

狂犬病毒形似子弹,大小约 75 nm × 180 nm,中心为单股负链 RNA,外面为核衣壳和含脂蛋白及糖蛋白的包膜。约 91% 的核苷酸参与编码 5 种已知的结构蛋白,即糖蛋白(GP)、包膜基质蛋白(M2P)、衣壳基质蛋白(M1P)、核蛋白(NP)和转录酶大蛋白(LP)。

(三)理化特性

狂犬病毒对温度的抵抗力较弱,在高温下很不稳定,56 ℃ 加热 15 ～ 30 min 或 100 ℃ 加热 2 min 均可使之灭活。狂犬病毒对脂溶剂、乙醇及季铵类化合物、紫外线等敏感,均可被其灭活。

二、临床表现

(一)潜伏期和传染期

本病潜伏期一般为 2 ～ 8 周,长可达 1 年以上,多数病例的潜伏期集中于 30 ～ 90 d,短于 15 d、超过 1 年以上者均为罕见。

狂犬病人直接把病毒传染给另一个人的可能性极小,故病人作为传染源意义不大。感染的狗和猫,一般在症状出现前 3 ～ 7 d(很少超过 4 d)即具有传染性,甚至可贯穿整个病程。

(二)临床症状和体征

人狂犬病分为两种临床类型:狂躁型(80% 的狂犬病属于此型)和麻痹型。

1. 狂躁型

狂躁、恐水和怕风是其典型的症状。随着病情的进展,出现高度兴奋、恐水、怕风、阵发性咽肌痉挛和交感神经兴奋症状如流涎、吐沫、多汗、心率加快、血压升高。逐渐出现全身迟缓性瘫痪,最终因呼吸、循环衰竭而死亡。

2．麻痹型

无兴奋期和恐水症状，亦无咽喉痉挛和吞咽困难等表现，前驱期后即出现四肢无力、麻痹症状，麻痹多开始于肢体被咬处，然后呈放射状向四肢蔓延。部分或全部肌肉瘫痪，咽喉肌、声带麻痹而失音，故又称"哑狂犬病"。

（三）临床检查

常规检查包括周围血象，白细胞总数正常或有轻中度增高，中性粒细胞为主；脑脊液，约1/4 的患者出现病毒性脑炎改变，外观无色、透明、压力偏高，蛋白定性为弱阳性，白细胞数偏高，糖及氯化物正常；头部 CT 对狂犬病无诊断价值。

（四）鉴别诊断

本病尚需与破伤风、脊髓灰质炎、流行性乙型脑炎、流行性脑脊髓膜炎、急性感染性多发性神经根炎（吉兰－巴雷综合征）、狂犬病恐惧症（癔病）、震颤性谵妄等疾病相鉴别。

三、实验室检查

感染了狂犬病毒的人在未发病之前一般不会向外界排出病毒。这时用一般方法在唾液和血液中是查不出病毒（抗原）的，只能采取预防措施加以预防。临近发病或已经发病后才能查出是否有狂犬病毒感染。有的人被犬咬伤后要求防疫部门马上检查是否感染了狂犬病毒，这是目前检测技术手段还办不到的。

（一）血清学

存活 1 周以上者做血清中和试验或补体结合试验检测抗体，效价上升者有诊断意义。目前，常用快速荧光灶抑制试验（RFFIT）、荧光抗体病毒中和试验（FAVN）、酶联免疫吸附试验（ELISA）检测和定量狂犬病中和抗体。

（二）病原学

1．抗原检测

可取病人的脑脊髓或唾液直接涂片、角膜印片或咬伤部位皮肤组织或脑组织通过免疫荧光法检测抗原，阳性率可达95%。此外，还可使用快速狂犬病酶联免疫吸附法检测抗原。

2．病毒分离

取病人的唾液、脑脊液、皮肤或脑组织进行细胞培养或用乳小白鼠接种法分离病毒。

3．内基小体检查

动物或死者的脑组织作切片染色，镜检查找内基小体，阳性率

70% ~80%。

4. 核酸测定

采用反转录-聚合酶链反应(RT-PCR)法测定狂犬病毒 RNA。

四、流行病学

(一) 流行三环节

1. 传染源

携带狂犬病毒的动物是最重要的传染源。自然界中,狂犬病主要易感的动物是犬科、猫科以及翼手目动物。野生动物是狂犬病的自然储存宿主,狐、狼、豺类、熊、臭鼬及猫鼬等野生动物感染狂犬病病毒后均可成为传染源,再感染猪、牛、羊、马等家畜。从全世界来看,最重要的狂犬病疫源动物当数家犬。尽管有鼠类引起人狂犬病个案的报道,但没有实质性的证据支持小鼬类或啮齿类动物能在本种群中世代传递狂犬病。

感染狂犬病毒的犬是我国人感染狂犬病的主要传染源。中国近年来报告的病例中约85% ~95%是由犬咬伤导致发病,4% ~10%为猫咬伤后发病,也有被鼬、獾等野生动物咬伤致病的报告。

2. 传播途径

狂犬病病毒主要通过破损的皮肤或者黏膜传播。近年研究发现,还可通过呼吸道、消化道、器官移植、胎盘感染等途径传播。

3. 人群易感性

不同性别、年龄、职业人群对狂犬病具有普遍易感性。由于接触动物的机会不同,我国在男性青壮年农民中发病较多。

(二) 流行特征

1. 地区分布

狂犬病广泛分布,除少数岛屿和隔离地区外,世界各地都曾有过狂犬病流行。WHO(世界卫生组织)于2004 年进行了一次评估,全球因狂犬病每年造成的死亡人数约为55 000 人,亚洲占56%,非洲占44%,这些病例主要(84%)发生于农村地区。在我国,南部和东部地区的发病率高于西部和北部地区;农村地区高于城市地区;经济欠发达地区高于经济发达地区。

2. 季节分布

狂犬病一年四季均可发生,不同国家、地区,月发病数的构成比例亦有所不同。

3. 人群分布

除85 岁以上者外,各年龄组男性多于女性,15 岁以下者占24.89%;15 ~

59 岁组占 53.58% ;60 岁以上占 21.47% 。以农民、学生、散居儿童为主。

五、预防控制

（一）一般性措施

1. 健康教育

健康教育是预防控制狂犬病一项非常有效的措施。健康教育的目的是动员群众自觉按照法律法规文明养犬,自觉进行犬免疫,加强个人防护,及时进行暴露后处置,减少狂犬病的发生。有关宣传部门应密切配合,普及狂犬病防治知识,培养群众文明养犬、猫等宠物动物,一旦暴露于狂犬病危险动物,及时接受规范的狂犬病暴露预防处置。

2. 监测

监测是狂犬病预防控制中的重要工作,是有计划、连续和系统的收集、整理、分析和解释狂犬病在人群中发生及其影响因素的基础数据,了解各种传播因素和暴露人群免疫状况,掌握疫情动态分布、流行规律及其影响因素,并及时的将监测所获得的信息发送、反馈给有关机构和人员,用于狂犬病预防控制策略和措施的制定、调整和评价。

（二）针对性措施

1. 管理传染源

以犬的管理为主。捕杀野犬,管理和免疫家犬,并实行进出口动物检疫等措施。病死动物予以焚烧或深埋处理。

2. 伤口处理

暴露者应立即使用20%的肥皂水或0.1%的苯扎溴铵彻底冲洗伤口至少半小时,力求去除毒涎、挤出污血。然后使用75%的酒精或2%的碘酒涂擦伤口,伤口一般不要缝合或包扎,以便排血引流。如果有抗狂犬病免疫球蛋白或免疫血清,应在伤口底部和周围进行局部浸润注射。

3. 预防接种

（1）疫苗接种 可用于暴露后预防,也可用于暴露前预防。高危人群应在暴露前接受有效和安全的细胞培养疫苗的免疫,如地方性动物病或家畜流行病地区的兽医、野生动物保护人员和护林员、检疫机构的工作人员、狂犬病实验室和现场人员、到狂犬病流行区的长期旅行者等。我国为狂犬病流行地区,凡被犬或其他可疑动物咬伤、抓伤者,或医务人员的皮肤破损处被狂犬病病人唾液沾污时均需作暴露后预防接种,见附表(WHO 推荐的狂犬病暴露后管理指南)。

（2）免疫球蛋白的注射 常用的制品有人抗狂犬病毒免疫球蛋白和抗狂

犬病毒马血清两种,以人狂犬病免疫球蛋白为佳。抗狂犬病毒马血清使用前应作皮肤过敏测试。

（三）暴发流行措施

狂犬病暴发流行（即一犬伤多人事件）的处置措施如下：

1. 暴露人群处置

对暴露人群进行预防性治疗,对疫情处置等人员实施应急接种。伤口处理、疫苗接种和被动免疫制剂的使用,三者同等重要。

2. 疫点消毒

对病例家庭和对病例诊治的门诊、病房以及疑似疯动物可能污染场所进行消毒处理,对病例和疑似疯动物分泌物、排泄物进行严格消毒处理。

3. 控制传染源

包括狂犬病病人隔离治疗和病人尸体处理,追踪捕杀伤人或可疑动物,按照确定的疫点和疫区范围,对可能传播狂犬病的动物进行免疫。

4. 健康教育

广泛开展狂犬病防病知识及应急宣传教育活动,让当地民众了解狂犬病的危害、防治方法等,掌握狂犬病预防的基本知识,增加防病意识和能力。

WHO 推荐的狂犬病暴露后管理指南见表 3-1。

表 3-1　WHO 推荐的狂犬病暴露后管理指南

暴露分级	与疑似或确诊的患狂犬病的野生[a] 或家养动物的接触类型	推荐的处理方法
I	触摸或喂养动物 完整的皮肤被舔	若接触史可靠,则不需任何处理
II	轻咬裸露的皮肤 有微小的抓伤或擦破,但没有出血	立即[b] 注射疫苗 如果动物观察[c]（10 天）后仍健康或宰杀后适当的实验室检测阴性则停止处理
III	单处或多处皮肤被咬或抓伤 粘膜被唾液（舔）污染	立即接种疫苗[b] 如果动物观察[c]（10 天）后仍健康或宰杀后适当的实验室检测阴性则停止处理

（a）暴露于啮齿类动物、家兔和野兔时不需要进行特殊的抗狂犬病处理。

（b）如果可以对那些生活在或来自于低危险地区、明显健康的狗或猫进行仔细观察,则可以推迟进行处理。

（c）仅适用于狗和猫。除稀有和濒危物种外,其他疑似狂犬病的动物必须处死,采用适合的实验室技术进行组织检测

第九节 流感和禽流感

§1 季节性流感

流行性感冒(influenza,简称流感)主要是指人群中,由普通流感病毒引起的一种病毒性急性呼吸道传染病。是和"感冒"(Common cold)完全不同的疾病。流感传染性强,传染迅速,是世界卫生组织(WHO)规定的全球监测疾病。流感是一种古老的疾病,早在19世纪就曾引起大流行,但是直到1933年,人们才发现流感病毒是导致流感的真正原因。流感病毒容易发生基因重组和变异,逃避机体的获得性免疫,导致流行(epidemic)或大流行(pandemic)。历史上影响较大的流感大流行有1918—1919年的西班牙流感,2009年的甲型H1N1流感大流行等。流感大流行通常每10~20年发生,可导致上千万人死亡,即使是每年的季节性流行,也会在全世界造成约数10万人死亡。在美国,流感相关的平均住院率为63.5/10万人/年,每年由流感造成的经济损失高达870亿美元。在中国,由流感导致住院的直接医疗费用平均为1 797美元/人,约为我国员工平均月工资的2.74倍。

一、病原学

(一)病原分类

流感病毒是有包膜的单股负链RNA病毒,是正黏病毒科的代表种。

(二)病原特征

根据核蛋白抗原性的不同,可将流感病毒分为三种型别(属),分别为甲(A)、乙(B)、丙(C)型。甲型流感病毒在动物中广为分布,抗原性易发生变异,能造成世界大流行;乙型流感病毒常引起局部暴发,不会引起世界大流行;丙型流感病毒以散在形式出现,一般不引起流行。根据甲型流感病毒血凝素(H)和神经胺酸酶(N)的抗原特性,又可将其分为多种亚型。HA和NA蛋白在病毒感染过程中起着至关重要的作用,HA的主要作用是帮助病毒导入宿主细胞,NA的主要作用是帮助成熟的流感病毒释出宿主细胞继而感染下一个宿主细胞。HA具有免疫原性,可用于制作流感疫苗,抗HA抗体可以中和流感病毒,血凝抗体滴度既可作为诊断依据,同时也可作为人群易感性的评价指标。NA是流感治疗药物的一个作用靶点,如奥司他韦是通过抑制NA而达到治疗目的。季节性流感病毒,如H1N1、H3N2等,主要定植在上呼吸道,严重感染时可侵犯下呼吸道和肺部。

（三）理化特性

流感病毒不耐热,100 ℃ 1 min 或 56 ℃ 30 min 灭活。对常用消毒剂敏感,如 1% 甲醛、过氧乙酸、含氯消毒剂等。对紫外线敏感,耐低温和干燥,真空干燥或 −20 ℃ 以下仍可存活。

二、临床表现

（一）潜伏期和传染期

潜伏期较短,通常 1 ~ 3 d。患者出现临床症状后具有传染性,通常为发病后 1 ~ 7 d。

（二）临床症状和体征

突发高热是流感的一大典型症状,也是流感的首发症状。患者体温一般高达 39 ℃ ~ 40 ℃,而且高热往往要持续 3 ~ 4 d。咳嗽（通常为干咳）可以很严重,持续 2 周甚至更长时间。其他症状有头痛、肌肉和关节痛、严重不适、咽喉痛和流鼻涕等。儿童可伴胃肠道症状（恶心、呕吐、腹泻）。大多数病人可在 1 周内自愈,少数病例可发生严重感染甚至死亡。流感能加重潜在的疾病（如心肺疾患）,或者引起肺炎,老年人以及患有各种慢性病或者体质虚弱者,患流感后容易出现严重并发症,病死率较高。

（三）临床检查

1. 血常规检测

白细胞总数一般不高或降低,淋巴细胞增高。重症病例白细胞总数也可以升高。若合并细菌感染,白细胞总数及中性粒细胞上升。

2. 血液生化检查

部分病例出现低钾血症,少数病例肌酸激酶、天门冬氨酸氨基转移酶、丙氨酸氨基转移酶、乳酸脱氢酶、肌酐等升高。

3. 影像学检查

部分患者可表现为支气管纹理增多的支气管感染征象,重症患者可出现肺部浸润性病变或胸腔积液,甚至融合成片。

（四）鉴别诊断

流感的临床表现不十分典型,极易和普通感冒或急性呼吸道感染相混淆,因此流感需要综合流行病史、临床症状以及病原学检查来诊断。

1. 普通感冒

普通感冒主要是由呼吸道合胞病毒、鼻病毒、腺病毒、冠状病毒和副流感病毒等引起的上呼吸道感染,通常全身症状轻,并发症少见,季节性不明显。

流感是流感病毒感染引起的全身性疾病,全身症状较重,可导致严重的并发症,温带地区有明显的秋冬季高发特征。确诊需要病原学诊断依据。

2. 其他急性上呼吸道感染

除了普通感冒以外,急性上呼吸道感染还包括急性咽炎、急性扁桃体炎、急性喉炎和急性气管炎等疾病。可根据局部和全身症状、一般实验室检查结果加以鉴别,必要时进行病原学检查。

三、实验室检查

主要采集患者的鼻咽拭子或下呼吸道冲洗液等标本,用 ELISA 病毒抗原快速检测、PCR 病毒核酸检测、病毒分离培养等方法,检测到病毒抗原或核酸,或直接分离到病毒具有诊断价值。恢复期血清抗体滴度较急性期增长 4 倍及以上有诊断价值。

四、流行病学

(一)流行三环节

1. 传染源

病人是人流感的主要传染源。

2. 传播途径

在密闭空间的拥挤人群中以飞沫传播为主,可通过感染者咳嗽和打喷嚏等方式导致传播;流感病毒能够存活数小时,特别是在寒冷和低湿度条件下,也可能通过接触带有流感病毒的物体,再接触自己的口鼻而导致感染。

3. 人群易感性

人群易感性取决于流感病毒抗原的变异程度、交叉保护程度、既往免疫的水平等。当出现新的亚型导致大流行时,人群普遍易感;季节性流行时,既往感染过相同类型或相近类型流感病毒的人群具有一定免疫力和交叉免疫力。接种流感疫苗可降低人群易感性。

2 岁以下儿童,65 岁以上老年人,孕妇,慢性病患者,如慢性心脏病、肺部疾病、肾脏疾病、血液或代谢疾病(如糖尿病),或任何原因导致的免疫功能不全者是流感的高危人群。

(二)流行特点

流感的流行几乎每年都发生,主要由甲型流感病毒引起的,有时由乙型病毒或两种病毒共同引发。温带地区流行多发生在冬季,热带地区全年均可发生,雨季多见,但暴发或散发病例在任何月份都可能发生。儿童和青少年是高发人群,老人则是死亡的高危人群。

五、防控措施

（一）一般性措施

个人和环境卫生

非药物预防措施能够降低感染流感的风险。对公众和卫生保健人员开展基本个人卫生教育，保持良好的个人及环境卫生，勤洗手，用肥皂和流动水洗手；咳嗽、打喷嚏时要掩住口鼻，不要对着他人，流感病人要佩戴口罩；经常开窗通风，保持室内空气流通；在流感高峰期，应避免前往人多拥挤、空气欠流通的公共场所，如果必须要去则尽量佩戴口罩；保持均衡饮食、适量运动、充分休息，避免过度疲劳。

（二）针对性措施

1. 传染源隔离治疗

季节性流感患者应居家隔离，佩戴口罩，避免感染他人。患有流感后，应就地适当隔离、休息、多喝开水，房间多通风和消毒，对症治疗来减轻症状和控制继发性细菌感染，尽早服用抗流感病毒药物。症状严重的患者，如严重肺炎、呼吸极度困难、高烧不退等，需住院治疗。神经氨酸酶抑制剂是目前应用最广泛的有效的抗流感药物，早期用药可以获得更好的治疗效果。

2. 易感者保护

接种流感疫苗是预防流感最有效的措施，有多种疫苗类型可供选择，如灭活的三价和四价的注射用疫苗、减毒的吸入用疫苗等。

（三）暴发流行时措施

1. 及时报告

发现学校等集体单位出现疑似流感暴发疫情时，应及时上报卫生部门。

2. 加强健康教育

加强对公众的健康教育和健康警示，尤其对高危人群和医护人员。

3. 加强防控措施

及时接种有效的流感疫苗，早期应用抗病毒药物，必要时取消公众集会，停工停课。

§2　禽流感

禽流感（avian influenza）是禽流行性感冒的简称，是禽流感病毒导致的禽鸟类感染性疾病，过去在民间称作鸡瘟。禽流感在水禽中尤其常见，如鸭和鹅等，但水禽感染后通常不发病。禽流感病毒可传播至家禽（主要是鸡）导致大规模的疾病暴发。某些禽流感病毒还可突破种属屏障，导致人类和其他哺乳动物的感染和发病。根据对禽类的致病性,可将禽流感病毒分为高致病性和低致病性两大类。高致病性禽流感病毒在某些禽类物种中(如鸡)可在48小时内导致高达100%的病死率。低致病性禽流感也可在禽类中导致暴发,但是通常不导致严重的疾病。H5N1是一种高致病性禽流感病毒。1997年我国香港首次有人类感染病例的报道。从2003—2004年开始,该病毒广泛传播,从亚洲播散到欧洲和非洲,并且在许多国家的禽类中持续循环。截至2014年10月2日,全球16个国家累计向世界卫生组织(WHO)报告人感染H5N1禽流感确诊病例668例,死亡393例。H7N9是一种低致病性禽流感病毒。2013年3月首次有人类感染病例报告,此后疫情首先在长江三角洲地区播散,逐渐扩散到珠江三角洲等中国其他地区。目前尚无其他国家或地区发生本土病例的报告。H5N1和H7N9禽流感病毒在禽类中的持续传播,始终威胁着人类的健康。这些病毒不仅可致使人类发生严重疾病,还可能变异获得在人与人之间持续传播的能力,导致新的流感大流行。

一、病原学

(一)病毒分类

禽流感病毒属甲型流感病毒。根据血凝素(H)和神经胺酸酶(N)的抗原特性,可将其分为多种亚型,除H5N1、H7N9外,目前感染人的禽流感病毒亚型还有H10N8、H9N2、H7N2、H7N3、H7N7等。

(二)病原特征

H5N1禽流感病毒,主要定植在人体的下呼吸道。H7N9禽流感病毒既可以与人体上呼吸道受体结合,又能与人体下呼吸道受体结合。两病毒均主要在下呼吸道和肺部复制增殖。

(三)理化特性

流感病毒不耐热,100 ℃ 1 min或56 ℃ 30 min灭活。对常用消毒剂敏感,如1%甲醛、过氧乙酸、含氯消毒剂等。对紫外线敏感,耐低温和干燥,真空干燥或−20 ℃以下仍可存活。

二、临床表现

(一)潜伏期和传染期

潜伏期通常2~8 d,有报道H5N1可长达17 d。患者可能从发病前一天开始即具有传染性。

(二)临床症状和体征

人感染禽流感病情进展快,病死率高,起病急,早期表现类似普通型流感。

主要表现为高热,体温大多在38℃以上,伴咳嗽、咽痛。其他症状如腹泻、呕吐、腹痛、胸痛也较常见。某些病例的早期症状还包括鼻子和牙龈出血。累及下呼吸道是疾病的早期特征,常见症状有呼吸困难、声音嘶哑、吸气时爆裂音等。某些病例痰中带血。常见并发症有肺炎、血氧不足、多器官衰竭,继发细菌、真菌感染等。

（三）临床检查

1. 血常规检测

大部分患者的白细胞水平均低于正常值,其中淋巴细胞水平不高甚或降低。如果血小板水平降低,需考虑有无因重症感染导致弥散性血管内凝血的情况,应结合凝血分析、纤维蛋白原水平等结果综合鉴别。

2. 血液生化检查

血生化检查多有肌酸激酶、乳酸脱氢酶、天门冬氨酸氨基转移酶、丙氨酸氨基转移酶升高,C反应蛋白升高,肌红蛋白可升高。

3. 影像学检查

影像学检查发现,发生肺炎的患者肺内出现片状影。重症患者病变进展迅速,呈双肺多发毛玻璃影及肺实变影像,可合并少量胸腔积液。发生急性呼吸衰竭综合征(ARDS)时,病变分布广泛(图3-1)。

（四）鉴别诊断

应注意与季节性流感、细菌性肺炎、传染性非典型肺炎(SARS)、中东呼吸综合征(MERS)、腺病毒肺炎、衣原体肺炎、支原体肺炎等疾病进行鉴别诊断。鉴别诊断主要依靠病原学检查。

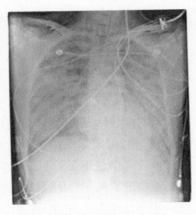

图3-1　禽流感H5N1病例
X线胸片表现

三、实验室检查

采集病例的鼻咽拭子、下呼吸道冲洗液标本,通过具有区分亚型能力的ELISA病毒抗原快速检测,或PCR检测到病毒核酸或分离到病毒,具有诊断价值。血清抗体水平高于阳性阈值,或恢复期抗体水平较急性期增长4倍及以上具有诊断价值。

四、流行病学

（一）传染源

活禽市场暴露是发病的危险因素,携带病毒的家禽及其排泄物、分泌物可能是人感染禽流感病毒的传染来源。无防护地密切接触人感染禽流感患者，可能发生有限的人与人传播，但目前没有持续人间传播的证据。

（二）传播途径

可经呼吸道传播或密切接触感染禽类的分泌物或排泄物而获得感染；或通过接触病毒污染的环境传播至人；不排除有限的非持续的人传人。

（三）人群易感性

血清学研究表明，无论是一般人群还是涉禽职业人群，禽流感血清抗体水平均较低，一方面说明人群中无症状感染或轻症感染比例很低，另一方也表明人群普遍缺乏免疫力。此外，还可能存在一些易感基因与人群易感性有关。直接或间接接触感染的禽类或其污染的环境（如活禽市场）是人类感染的主要危险因素，如屠宰、去毛、处理感染禽类的尸体、加工禽类供食用等。具有以上暴露因素的人群是高危人群。

（四）流行特征

人类感染禽流感病毒的来源是禽类。因此，当禽流感病毒在禽类及其污染的外环境中广泛存在时，发生人类感染的风险就显著增加，反之亦然。

五、预防控制

（一）一般性措施

日常生活中应尽量避免直接接触活禽类、鸟类或其粪便，尤其是病（死）禽；若曾接触，须尽快用肥皂及水洗手。发现病（死）禽畜，不要自行处理，应报告有关部门。不要购买活禽自行宰杀，不接触、不食用病（死）禽畜肉，不购买无检疫证明的鲜、活、冻禽畜及其产品。生禽畜肉和鸡蛋等一定要烧熟煮透。注意饮食卫生，在食品加工、食用过程中，一定要做到生熟分开，避免交叉污染，处理生禽、畜肉的案板、刀具和容器等不能用于熟食；在加工处理生禽畜肉和蛋类后要彻底洗手。

健康的生活方式对预防本病非常重要。平时应加强体育锻炼，多休息，避免过度劳累；不吸烟，勤洗手，注意个人卫生，打喷嚏或咳嗽时掩住口鼻。若有发热及呼吸道症状，应带上口罩，尽快就诊，并切记要告诉医生发病前有无外出旅游或与禽类接触史。应在医生指导下正规治疗和用药。

（二）针对性措施

目前市场尚无人用 H5N1、H7N9 禽流感疫苗。神经氨酸酶抑制剂（如奥斯他韦）能够抑制病毒复制，早期用药可以获得更好的治疗效果，提高患者生存率。

对疑似病例和确诊病例应尽早隔离治疗。

对密切接触者进行追踪、医学观察,医学观察期限为自最后一次暴露或与病例发生无有效防护的接触后 7 d。一旦密切接触者出现发热及咳嗽等急性呼吸道感染症状,则立即转送至医疗机构就诊,并采集其咽拭子,送当地流感监测网络实验室进行检测。

(三)暴发流行措施

目前人感染禽流感高度散发,在病毒发生变异以完全适应人体环境具备持续人传人能力之前,不会发生社区水平的暴发流行。但人感染病例甚至聚集性病例仍在一定时期内会不断出现。一旦发现人感染禽流感聚集性病例疫情,应立即报告卫生部门,并协助卫生部门做好病例感染溯源、病例隔离治疗、密接医学管理、共同暴露者监测、地区呼吸道感染疾病强化监测等调查处置工作。

第十节 麻 疹

麻疹(measles)是由麻疹病毒引起的急性呼吸道传染病,是一种广泛流行、严重危害儿童健康和生命的传染病。据世界卫生组织估计,全球每年发生麻疹 3 000 万 ~ 4 000 万例,死亡约 88 万例,占疫苗可预防传染病的 44%,我国自 1965 年开始普种麻疹减毒活疫苗后发病显著下降。世界卫生组织(WHO)美洲区已于 2002 年实现了消除麻疹目标,欧洲区、东地中海区也分别提出了在 2007 年、2010 年消除麻疹的目标。2005 年包括中国在内的 WHO 西太平洋区提出了消除麻疹的目标,麻疹有可能成为继全球消灭天花、即将消灭脊髓灰质炎之后,第三个通过免疫预防消灭的传染病。但是由于我国东中西部经济发展水平不一、人口流动十分频繁,全国范围内实现消除麻疹的目标仍任重而道远。

一、病原学

麻疹病毒属于副黏液病毒科麻疹病毒属,该属中各病毒核蛋白有抗原交叉。基因组全长约为 16 kb,有 6 个结构基因,编码 6 个主要结构蛋白,8 个基因组,23 个基因型。我国近年主要流行的基因亚型是 H1a。麻疹病毒只有一个血清型。

麻疹病毒对热不稳定,56 ℃ 30 min 大部分被灭活,对紫外线、γ 和 β 射线敏感,脂溶剂、乙醚、氯仿可灭活病毒。病毒悬液经可见光照射迅速灭活,麻疹病毒存活时间与环境湿度密切相关,在室温20 ℃ ~21 ℃,相对湿度 12% ~

15%时,麻疹病毒能存活 2 h,灭活时间随环境湿度增加而缩短。

二、临床表现

（一）潜伏期

典型的麻疹潜伏期一般为 10 d（6 ~ 21 d），重症病人或因输血而受感染者可短至 6 d，曾用被动免疫制剂预防或接种过麻疹疫苗者可延至 21 d。

（二）临床分期

麻疹病毒可引起发热伴出疹的急性呼吸道传染病，典型麻疹的临床经过可分为以下三期：

1. 前驱期

发热，体温达 39 ℃ ~ 40 ℃以上，持续 2 ~ 4 d。呼吸道卡他症状为主，患儿可有流涕、喷嚏、咳嗽、流泪、畏光，眼结膜炎等症状。发热 2 ~ 3 d 后，口腔颊粘膜周围可见有 0.5 ~ 1 mm 灰白色小点（Koplik's spots，又称柯氏斑），是早期诊断麻疹的标志（图3-2 左）。

2. 出疹期

发热到出疹一般为 3 ~ 5 d，一般持续 2 ~ 5 d。皮疹为玫瑰色丘疹，自耳后、发际、前额、面、颈部开始自上而下波及躯干和四肢手掌足底，疹间有正常皮肤（图3-2 中）。出疹时体温达到高峰，全身症状加重。

3. 恢复期

皮疹 3 ~ 5 d 达到高峰，全身不适及呼吸道炎症迅速减轻，一般情况可显著改善。若无并发症，皮疹出齐后体温开始下降，进入恢复期。皮疹依出疹顺序逐渐隐退，色变暗，有棕色色素沉着及糠皮样脱屑，2 ~ 3 周消退（图3-2 右）。

单纯的麻疹很少致人死亡，并发症是造成死亡的重要原因。麻疹的并发症主要有支气管肺炎、中耳炎、喉炎、脑炎等，其中以肺炎最为常见，95% 的麻疹死亡由支气管肺炎所致。

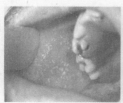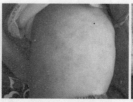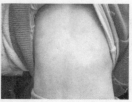

图3-2　左:前驱期口腔黏膜斑　中:出疹期典型皮疹　右:恢复期色素沉着

除典型麻疹外，还有轻型麻疹、重型麻疹、异型麻疹等。同时由于麻疹疫苗的应用,使麻疹的临床表现变得不十分典型。故有些病例依据临床表现难以诊断,需借助实验室检测进行确诊。

（三）鉴别诊断

麻疹诊断主要参考中国人民共和国卫生行业标准 WS296 - 2008,主要与猩红热、风疹、幼儿急疹、药疹等其他发热、出疹性疾病鉴别。

三、实验室检查

（一）抗体检测

采用酶联免疫吸附试验或免疫荧光法检测患者血清中麻疹抗体,在发病后 2 ~ 3 d 即可测到,可作为早期特异性诊断方法。血清血凝抑制抗体,中和抗体和补体结合抗体检测,恢复期上升 4 倍以上方有诊断意义,只能作为回顾性诊断。

（二）病毒分离

取早期病人的鼻咽分泌物或血液中的白细胞接种于猴肾、人胚肾或其他敏感细胞,可分离到麻疹病毒。

四、流行病学

（一）流行三环节

1. 传染源

麻疹病人是麻疹的唯一传染源,传染性强。出疹前、后 4 d 内,病例均有传染性。传染性在前驱期,尤其是出现口腔黏膜斑即柯氏斑时最强。

2. 传播途径

麻疹病毒主要通过空气飞沫经呼吸道传播,也可通过接触感染者的鼻咽分泌物传播,偶尔也可通过接触刚被鼻咽分泌物污染的物品传播。日常生活中的密切接触亦可以传播麻疹。

3. 易感者

未患过麻疹或无成功免疫的人均易感,患麻疹后可获得持久免疫力。新出生婴儿有从母体获得的母传抗体,可获得一定时间的保护,这取决于在怀孕期间母体抗体水平,患过麻疹的母亲所生婴儿,母传抗体滴度高,可维持 6 ~ 9 个月或更长时间;通过疫苗接种获得免疫力的母亲所生婴儿,母传抗体滴度低,可能更早就对麻疹易感。

（二）流行特点

我国实施计划免疫后,麻疹发病率和病死率已明显降低,麻疹大流行基本上得到控制。但由于人口流动增加,部分儿童麻疹疫苗漏种或免疫失败,加之初免后随着年龄增长而免疫力逐渐降低等原因,近年麻疹发病呈现如下特点:麻疹流行以10月至次年6月为流行季节,其中高峰为每年3月~5月;发病年龄多为8个月以内婴儿和15岁以上成人,8月龄~14周岁发病儿童比例呈现下降趋势;轻型或非典型患者增多,皮疹以斑丘疹多见,亦可有疱疹、出血点样皮疹等其他形态皮疹。

（三）我国麻疹流行情况

我国麻疹流行大体可分2个阶段。

1. 疫苗前时代

在实施麻疹疫苗接种前,几乎每个儿童都难以幸免麻疹病毒的感染,麻疹呈现自然感染状态,周期性流行(约每2~3年就会出现一次流行)。1950—1965年,我国年平均报告发病率为590.6/10万,其中1959年发生全国麻疹大流行,当年报告发病900多万人,死亡26万多,报告发病率高达1 432.4/10万,病例数占当年全国报告传染病总数的48%;因患麻疹而死亡的人数占全国报告传染病死亡总数的71.1%,每100例麻疹患者中就有3例死亡。

2. 疫苗时代

我国于1965年开始使用麻疹疫苗,麻疹流行强度逐渐减弱,发病率和死亡率均明显下降。1978年我国实施儿童计划免疫,开展麻疹疫苗常规接种,此后麻疹发病水平呈持续下降趋势,1998年麻疹报告发病率4.54/10万,为历史最低水平。之后几年麻疹发病水平呈现上升趋势,到2005年我国麻疹发病大幅回升,报告发病率为9.47/10万。2010年全国开展适龄儿童补充免疫活动以后,全国麻疹发病出现大幅下降。但2013年以来,全国麻疹发病出现回升趋势。

五、控制与预防

（一）免疫预防

提高人群免疫力,减少麻疹易感人群是消除麻疹的关键。已消除麻疹国家的经验表明,要实现消除麻疹的目标,人群麻疹免疫力应达到并保持在95%以上。提高人群麻疹疫苗接种率是基础,可以通过加强常规免疫服务和开展麻疹疫苗补充免疫等措施实现。

1. 加强麻疹疫苗常规免疫,确保高水平2剂次麻疹疫苗接种率

提高麻疹疫苗常规免疫接种率是控制麻疹的关键措施。应严格执行麻疹疫苗免疫程序,以乡为单位,麻疹疫苗2剂次常规免疫接种率达到95%以上,努力提高及时接种率,减少暴露机会;加强疫苗和冷链管理,保证接种质

量,提高免疫成功率。

2. 严格执行入托、入学查验预防接种证制度

按照《传染病防治法》和《疫苗流通和预防接种管理条例》规定,落实入托、入学儿童预防接种证查验工作的要求,将托幼机构和学校查验预防接种证工作纳入预防控制传染病管理内容,制定具体的实施办法,并加强人员培训,切实落实各项措施,确保预防接种证查验和未种儿童补种工作的开展。

3. 做好特殊人群麻疹疫苗接种工作

加大对流动人口、计划外生育儿童和边远贫困地区儿童的管理力度,提高适龄儿童麻疹疫苗接种率。对流动人口中的适龄儿童要按照现居住地管理的原则,保证其与本地儿童享有同等的预防接种服务。要采取定点接种和入户接种相结合的方式,加强对边远贫困地区儿童的预防接种服务。要将查漏补种与补充免疫一样作为常规免疫的重要补充,及时发现零剂次免疫和未全程接种的儿童,并予以补种。

加强对新入学大中专学生、集体生活和工作的进城务工人员等的麻疹疫情监测和人群免疫状况评价,及时做好相应人群的预防接种,预防和控制麻疹暴发。

4. 适时开展麻疹疫苗补充免疫

麻疹疫苗补充免疫是短期内迅速提高目标人群免疫力,阻断麻疹病毒传播的有效手段,包括初始补充免疫和后续补充免疫。初始补充免疫是指根据麻疹流行病学特征,在一定范围、短时间内对高发人群开展的群体性接种;后续补充免疫是指初始补充免疫结束后,每隔3~5年,在一定范围、短时间内对高发人群开展的群体性接种。补充免疫应确保接种率达到95%。

(二) 监测管理

开展麻疹监测的目的是了解麻疹的流行病学特征,评价免疫等预防控制措施的效果,为制定有效预防控制策略提供依据;加强预测预警,及时发现疫情,采取针对性措施,预防和控制疫情的发生和蔓延。开展麻疹监测应重点做好以下工作:

1. 做好常规报告工作

发现麻疹或疑似麻疹病例,应按照《传染病防治法》等法律、法规的相关规定进行报告。

如果发现在同一学校、幼儿园、自然村寨、社区、建筑工地等集体单位7天内发生10例及以上麻疹病例,应按《国家突发公共卫生事件相关信息报告管理工作规范(试行)》的要求报告。

2. 加强流行病学监测

应积极开展麻疹疑似病例监测,对报告病例开展流行病学个案调查和进行实验室诊断。发生麻疹暴发时应重点做好疫情的监测。

3. 建立和完善麻疹实验室网络

全国麻疹实验室网络由国家、省、市级 CDC 麻疹实验室组成。国家、省、市 CDC 麻疹实验室根据分工完成麻疹病毒分离株的基因定型、病毒分离、血清标本的检测。有条件的县级 CDC 或医疗机构,经省级 CDC 考核合格,可承担麻疹血清学检测工作。

4. 开展麻疹疫情的预测预警

各级 CDC 应对辖区内网络直报系统麻疹疫情进行实时监测和分析,及时发现暴发疫情,并结合接种率及人群免疫状况等信息,对当地麻疹疫情发生发展趋势进行预测。卫生行政部门应根据预测结果,及时制定和部署相应的预防控制措施,必要时提请政府发布预警信息。

(三)暴发疫情控制

麻疹暴发是指在一个局部地区,短期内突然发生较多的麻疹病例。暴发是相对的,只要麻疹发病超过平常水平即认为是暴发。

以村、居委会、学校或其它集体为单位,在 10 d 内发现≥2 例麻疹病例;或以乡、镇、街道为单位,10 d 内发现≥5 例麻疹病例时,应视为暴发疫情,要采取停工、停课、居家隔离等控制措施。

(四)加强病例及其密切接触者管理

(1)对麻疹病例进行在家或医院隔离,减少与他人接触,原则上隔离至出疹后 5 d,并发肺部感染者延长至 14 d。

(2)对密切接触者自接触患者之日起 21 d 内,进行医学观察,尽量减少与他人接触,一旦出现发热、出疹等症状和体征,要立即报告。

(五)预防医院感染

医疗机构要按照《医疗机构传染病预检分诊管理办法》的有关要求,对具有发热、出疹等症状的患者进行预检分诊。收治麻疹患者的医院必须具备隔离条件,独立设区。认真落实消毒措施,加强医务人员的个人防护,避免发生麻疹的医院感染。

(六)开展风疹控制工作

风疹与麻疹流行病学特征相似,临床不易鉴别。风疹的发病增加麻疹监测和控制的难度。因此,有条件的地区,在开展消除麻疹的同时,应有计划地开展风疹控制工作。

（七）开展健康教育

把麻疹预防控制知识的宣传和普及作为科普知识宣传的重要内容，纳入当地健康教育规划。利用每年 4 月 25 日全国儿童预防接种宣传日和其他公众节日聚会活动，组织开展多种形式的健康教育，向公众宣传消除麻疹策略和措施，使公众了解麻疹的危害、传播途径与预防方法，鼓励其自觉接种麻疹疫苗。

第十一节　肾综合征出血热

肾综合征出血热（hemorrhagic fever with renal syndrome，HFRS），又称流行性出血热，是由几种啮齿类动物携带的布尼亚病毒科汉坦病毒属不同型的汉坦病毒引起的以发热、出血和肾脏损害为特征的一类病毒性出血热，属自然疫源性疾病，是《中华人民共和国传染病防治法》规定报告的乙类传染病。

一、病原学

（一）病原分类

汉坦病毒属于布尼亚病毒科，为负性单链 RNA 病毒，形态呈圆形或卵圆形，有双层包膜，外膜上有纤突。汉坦病毒基因组 RNA 分大（L）、中（M）、小（S）三个片段。M 及 S 片段分别编码病毒的糖蛋白（G1 和 G2）及核蛋白（N），L 基因编码聚合酶。核衣壳蛋白是病毒主要结构蛋白之一，G1 和 G2 糖蛋白构成病毒包膜。

（二）病原特征

由于抗原结构的不同，汉坦病毒至少有 20 个以上血清型。其中Ⅰ型汉坦病毒、Ⅱ型汉城病毒、Ⅲ型普马拉病毒、Ⅳ型希望山病毒是 WHO 认定的，其余包括多不拉伐－贝尔格莱德病毒、泰国病毒、辛诺柏病毒、纽约病毒等。Ⅰ、Ⅱ、Ⅲ型和多不拉伐－贝尔格莱德病毒能引起人类肾综合征出血热。在我国流行的主要是Ⅰ型和Ⅱ型。

汉坦病毒的核蛋白有较强的免疫原性和稳定的抗原决定簇，宿主被感染后核蛋白抗体最早出现，有助于早期诊断。在肾综合征出血热患者几乎所有的脏器组织中均能检出汉坦病毒抗原，尤其是肾综合征出血热基本病变部位血管内皮细胞中。

（三）理化特性

汉坦病毒对乙醚、氯仿、去氧胆酸盐敏感，不耐热和酸，高于 37 ℃及 pH5.0

以下易被灭活,56 ℃ 30 min 或 100 ℃ 1 min 可被灭活。对紫外线、乙醇和碘酒等消毒剂敏感。

二、临床表现

(一)潜伏期和传染期

潜伏期为 4~46 d,一般为 7~14 d,以 2 周多见。肾综合征出血热患者急性期血液、尿液中携带病毒,具有传染性,可经破损皮肤感染,虽然有此方面的报道,但人不是主要的传染源。

(二)临床症状和体征

发热是本病早期必有的症状。在发热的同时,即可出现全身中毒症状。多表现为头痛、腰痛、眼眶痛、全身肌肉关节酸痛等。此外,还伴随毛细血管中毒症状,如充血、渗出和出血现象,这是肾综合征出血热早期的特殊表现。典型病例具有三大主征,即发热、出血、肾损害,并出现五期经过,即发热期、低血压休克期、少尿期、多尿期和恢复期。

(三)临床检查

1. 血常规

白细胞计数在病程的第 3 天逐渐升高,可达 $(15~30)×10^9/L$,少数重症可达 $(50~100)×10^9/L$,杆状核细胞增多,出现较多的异型淋巴细胞,血小板明显减少。

2. 尿常规

尿蛋白阳性,并迅速加重,伴显微血尿、管型尿,部分病例尿中出现膜状物。

3. 血液生化检查

血尿素氮及肌酐随病程进展逐渐升高,多尿期后期开始下降,血钠、氯、钙在本病各期中多数降低,镁、磷则增高。

4. 凝血功能检查

发热期开始血小板减少,其黏附、聚集功能下降,若出现 DIC,血小板则大量减少,DIC 高凝期凝血时间缩短,消耗性低凝血期则纤维蛋白原降低,凝血酶原时间延长和凝血酶时间延长,进入纤溶亢进期则出现纤维蛋白降解物升高。

(四)鉴别诊断

发热期应与上呼吸道感染、败血症、急性胃肠炎和菌痢等鉴别。休克期应与其他感染性休克鉴别。少尿期应与急性肾炎及其他原因引起的急性肾功能衰竭相鉴别。出血明显者需与消化性溃疡出血、血小板减少性紫癜和其他原因所致 DIC 鉴别。以 ARDS 为主要表现者应注意与其他原因引起者鉴别。腹痛为主要表现者应与外科急腹症相鉴别。

三、实验室检查

（一）血清学

特异性抗体检测，在第 2 病日即能检出特异性 IgM 抗体，1∶20 为阳性。IgG 抗体 1∶40 为阳性，1 周后滴度上升 4 倍或以上有诊断价值。

（二）病原学

1. 特异性抗原检测

常用免疫荧光法或 ELISA 法，胶体金法则更为敏感。早期病人的血清及周围血中性粒细胞、单核细胞、淋巴细胞和尿沉渣细胞均可检出汉坦病毒抗原。

2. 分子生物学方法

巢式 RT-PCR 法检测汉坦病毒的 RNA，敏感性较高，具有诊断价值。

3. 病毒分离

将发热期病人的血清、血细胞和尿液等接种非洲绿猴肾细胞（Vero-E6）或人肺癌传代细胞（A549）中可分离汉坦病毒。

四、流行病学

（一）流行三环节

1. 传染源

姬鼠属中的黑线姬鼠、黄喉姬鼠，家鼠属的褐家鼠和仓鼠科田鼠亚科林平属中的欧洲棕背平是肾综合征出血热的主要宿主动物和传染源。在我国以黑线姬鼠、褐家鼠为主要宿主动物和传染源，林区以大林姬鼠为主，人作为传染源意义不大。

2. 传播途径

包括呼吸道、消化道、接触、垂直传播等途径，虫媒传播还有进一步证实。

3. 人群易感性

普遍易感，在流行区隐性感染率可达 3.5% ~4.3%。

（二）流行特征

肾综合征出血热分布于全世界 30 多个国家，疫源地分布于五大洲 70 多个国家，主要分布在亚洲，其次为欧洲和非洲，美洲病例较少。我国每年出血热发病人数占全世界 90% 以上，是受汉坦病毒危害最为严重的国家。

一年四季均有发病，但有明显的季节高峰，其中姬鼠传播者以 11 月 ~1

月为高峰,5 月~7 月为小高峰。家鼠传播者以 3 月~5 月为高峰,林区姬鼠传播者以夏季为流行高峰。

本病发病率有一定周期性波动,以姬鼠为主要传染源的疫区,一般相隔数年有一次较大的流行,以家鼠为传染源的疫区周期性尚不明确。

尽管不同年龄、性别、职业人群对汉坦病毒具有普遍易感性,但发病主要集中在男性青壮年农民。男性占发病 2/3 左右,不同类型疫区 16~60 岁年龄段人群发病均占发病总数的 90% 左右,农民发病占发病总数的 60% 左右。

五、预防控制

(一) 一般性措施

1. 疫情监测

对居民区和野外鼠的种类、密度、带毒率、感染率等开展监测,用于预防控制策略和措施的制定、调整和评价。

2. 健康教育

健康教育是预防控制本病的一项重要措施,对疫区居民作好本病的防治知识的宣传教育,使群众了解本病的危害、症状和预防方法。

(二) 针对性措施

1. 防鼠灭鼠

应用药物、机械、生物、生态等方法,在保证禽畜和人安全的前提下,着重消灭主要宿主,一般在流行高峰前半个月进行,迅速降低鼠密度,将防鼠和灭鼠紧密结合。

2. 食品卫生和个人防护

防治鼠类排泄物污染食物,不用手直接接触鼠类及其排泄物,动物实验时要防止被实验用鼠咬伤。

3. 疫苗注射

目前我国研制的沙鼠肾细胞灭活疫苗(Ⅰ型),地鼠肾细胞灭活疫苗(Ⅱ型)和乳鼠脑纯化汉坦病毒灭活疫苗(Ⅰ型),已在流行区使用,有 88%~94% 能产生中和抗体,但持续 3~6 个月后明显下降,1 年后需加强注射。有发热、严重疾病和过敏者禁用。

(三) 暴发流行措施

在暴发疫情核实后,立即对暴发点采取灭鼠防鼠、预防接种等综合性防制措施,包括:

(1) 灭鼠 按照卫生部出血热防治工作的有关要求进行灭鼠。灭鼠 3 周后的鼠密度室内应达到 1% 以下、室外 3% 以下。

（2）应急预防接种　对暴发点内的高危人群实施应急预防接种,接种率应达80%以上,防止疫情蔓延。

（3）灭螨　对床铺草垫、地面、室外草丛、柴草堆等处采用药物灭螨。

（4）环境治理　大力开展爱国卫生运动,整治和改善环境卫生。

（5）健康教育　利用各种媒体及途径,在发生暴发的地区,开展出血热防病知识的宣传,增强群众防病和参与防治的意识。

第十二节　手足口病

手足口病（hand, foot, mouth disease, HFMD）是肠道病毒属 A 组肠道病毒引起的发热出疹综合征,主要感染病原体是肠道病毒 71 型（enterovirus 71, EV71）和柯萨奇病毒 A16 型（Coxsackie virus A16, CV A16）,近年来 CV A6 和 CV A10 感染也呈现上升趋势。手足口病发病人群以 5 岁及以下儿童为主,同一儿童可因感染不同血清型的肠道病毒而多次发病。大多数患者症状轻微,少数患者可出现无菌性脑膜炎等重症表现,并引发死亡。

1957 年新西兰首次报告手足口病,此后欧洲、美洲和亚洲多个地区相继发生大流行。1981 年上海市首次报道手足口病,2008 年 3 月 ~ 5 月期间,安徽省阜阳市发生手足口病暴发疫情,共报告 6 882 例,死亡 23 例。2008 年 5 月 2 日,我国将手足口病纳入丙类传染病管理。

一、病原学

（一）病原分类

引起手足口病的病毒属于小 RNA 病毒科肠道病毒属,包括柯萨奇病毒 A 组（Coxasckievirus A, CVA）的 2、4、5、7、9、10、16 型等,B 组（Coxasckievirus B, CVB）的 1、2、3、4、5 型等;EV71;埃可病毒（Echovirus, ECHO）等。其中以 EV71 及 CVA16 型较为常见。

（二）病原特征

EV71 病毒可根据 VP1 序列和 VP4 的变异情况,分为 3 个基因型（A、B 和 C 型）和 11 个基因亚型（BrCr、B1-B5 和 C1-C5 亚型）。

（三）理化特性

肠道病毒适合在湿、热的环境下生存与传播,75% 乙醇和 5% 来苏尔不能将其灭活,对乙醚、去氯胆酸盐等不敏感;对紫外线和干燥敏感,各种氧化剂（高锰酸钾、漂白粉等）、甲醛、碘酒以及 56 ℃ 30 min 可以灭活病毒。病毒在

4 ℃可存活 1 年, -20 ℃可长期保存,在外环境中可长期存活。

二、临床表现

(一)潜伏期和传染期

手足口病潜伏期多为 2 ~ 10 d,平均 3 ~ 5 d。手足口病病人在潜伏期即具有传染性,手足口病病人发病后 1 周内传染性最强。不同病原体导致的手足口病其传染性略有差异,一般来说有 3 周,最长可达 6 ~ 10 周。

(二)临床症状和体征

起病急,先出现发热,体温一般不超过 38.5 ℃,伴有食欲不振、流涕、咳嗽、咽痛、全身不适等上呼吸道感染症状。发热 1 ~ 2 d 后在患儿口腔、手、脚和臀部出现散在的、米粒或绿豆大小的斑丘疹或疱疹。

1. 轻症病例

发病期主要以手、足、臀部皮疹及口痛为特征。口腔黏膜疹出现较早,起初为粟米样斑丘疹或水疱,周围有红晕,主要位于舌及两颊部或口唇。手、足等远端部位及臀部、躯干和四肢成簇出现或平或凸的斑丘疹或疱疹,无疼痛瘙痒。斑丘疹在 5 d 左右由红变暗,然后消退;疱疹呈圆形或椭圆形扁平凸起,内有混浊液体。长径与皮纹走向一致,如黄豆大小不等,一般在 5 ~ 10 d 内结硬皮并逐渐消失,不留瘢痕。手、足、口病损在同一患者不一定全部出现。绝大多数病情温和、病程自限,水疱和皮疹通常在一周内消退。

2. 重症病例

少数病例(尤其是 <3 岁者)病情进展迅速,在发病 1 ~ 5 d 左右出现脑膜炎、脑炎(以脑干脑炎最为凶险)、脑脊髓炎、肺水肿、循环障碍等并发症,极少数病例病情危重,可致死亡,存活病例可留有后遗症。

一旦出现以下特征之一,极有可能在短期内发展为重症病例。持续高热不退;精神差、呕吐、易惊、肢体抖动、无力;呼吸、心率增快;出冷汗、末梢循环不良;高血压;外周血白细胞计数明显增高;高血糖。

(三)临床检查

1. 血常规

轻症病例一般无明显改变,或白细胞计数轻度增高,以淋巴细胞增多为主。重症病例白细胞计数可明显升高($>15 \times 10^9/L$)或显著降低($<2 \times 10^9/L$),恢复期逐渐降至正常。

2. 血生化

部分病例可有轻度肝酶以及心肌酶水平升高,升高程度与疾病严重程度和预后密切相关。恢复期逐渐降至正常,若此时仍升高可能与免疫损伤有

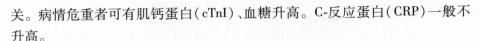

关。病情危重者可有肌钙蛋白(cTnI)、血糖升高。C-反应蛋白(CRP)一般不升高。

（四）诊断及鉴别诊断

学龄前儿童高发,尤其3岁以下婴幼儿,发热同时有手、足、口、臀部任一部位的皮疹,部分病例可不发热,可临床诊断为手足口病;少数病例皮疹不典型,临床诊断困难,需结合病原学或血清学检查方可确诊,必要时应将其转至上级医院进行诊断和治疗;无皮疹病例,临床不宜诊断为手足口病。

手足口病普通病例需要与丘疹性荨麻疹、水痘、不典型麻疹、幼儿急疹、带状疱疹以及风疹等鉴别。可根据流行病学特点、皮疹形态、部位、出疹时间、有无淋巴结肿大以及伴随症状等进行鉴别,以皮疹形态及部位最为重要,最终可依据病原学和血清学检测进行鉴别。

重症病例需要与中毒性菌痢、乙型脑炎、化脓性脑膜炎、结核性脑膜炎、Reye综合征、急性呼吸窘迫症候群等疾病鉴别。以迟缓性瘫痪为主要症状者应该与脊髓灰质炎鉴别。发生神经源性肺水肿者,还应与重症肺炎鉴别。循环障碍为主要表现者应与暴发性心肌炎、感染性休克等鉴别。

三、实验室检查

（一）病毒分离

自咽拭子或咽喉洗液、粪便或肛拭子、脑脊液、疱疹液、血清以及脑、肺、脾、淋巴结等组织标本中分离到人肠道病毒(指包括CVA16和EV71等有明确证据表明可以导致手足口病的人肠道病毒),可确诊。

（二）核酸检测

自咽拭子或咽喉洗液、粪便或肛拭子等标本中检测到CVA16或EV71特异性核酸,或从脑脊液、疱疹液、血清以及脑、肺、脾、淋巴结等组织标本等标本中检测到人肠道病毒(指包括CVA16和EV71等有明确证据表明可以导致手足口病的人肠道病毒)的特异性核酸,可确诊。

（三）血清学检测

血清标本人肠道病毒型特异性中和抗体滴度≥1∶256,或急性期与恢复期血清肠道病毒特异性中和抗体有4倍或4倍以上的升高,可确诊。

四、流行病学

（一）流行三环节

1. 传染源

人是肠道病毒唯一宿主,患者和隐性感染者是传染源。

2．传播途径

主要经消化道（即粪—口途径）传播和（或）呼吸道飞沫传播。亦可通过接触患儿皮肤、黏膜疱疹液传播。被患儿的粪便、疱疹液和呼吸道分泌物污染的手、毛巾、手绢、水杯、玩具、碗筷、奶瓶、奶嘴、床上用品、内衣、医疗器具等都可以造成病毒的传播。在流行地区，苍蝇、蟑螂等可机械传播病毒，在传播中起一定作用。

3．人群易感性

人对人肠道病毒普遍易感。不同年龄组均可感染发病，以5岁及以下儿童为主，尤以3岁及以下儿童发病率最高。显性感染和隐性感染后均可获得特异性免疫力，产生的中和抗体可在体内存留较长时间，对同血清型病毒产生比较牢固的免疫力，但不同血清型间鲜有交叉免疫。

（二）流行特征

该病流行无明显的地区性，全年均可发生，一般5月~7月为发病高峰。托幼机构等易感人群集中单位可发生暴发。肠道病毒传染性强、隐性感染比例大、传播途径复杂、传播速度快，控制难度大，容易出现暴发和短时间内较大范围流行。

五、预防控制

（一）控制传染源

早期发现和报告。手足口病患者要消毒隔离、管理时限为自患儿被发现起至症状消失后至少1周。密切接触者及疑诊患者也应进行严密的观察。

（二）切断传播途径

病家、托幼机构和小学的消毒应在当地疾病预防控制机构的指导下，由单位及时进行消毒，或由当地疾病预防控制机构负责对其进行消毒处理。医疗机构的消毒由医疗机构安排专人进行。加强粪便和水的管理。

（三）保护易感人群

（1）在手足口病流行期间，不要带孩子到人群聚集、空气流通差的公共场所。与重症或死亡病例发病前1周或发病后有共同生活、居住史的5岁以下儿童，要对其家长或监护人进行健康教育，做好儿童的密切观察，出现症状要及时就诊和治疗。

（2）手足口病可由多种病原引起，尚无特效的治疗药物，疫苗可能成为最有效的预防措施，目前主要研发的是EV71疫苗，其中EV71灭活疫苗的研究进展最快。中国大陆C4株EV71灭活疫苗均已完成了Ⅰ期、Ⅱ期和Ⅲ期临床试验；中国台湾B4株EV71灭活疫苗以及新加坡研制的EV71灭活疫苗分别于 2011、2012 年陆续进入Ⅰ期临床试验,在 EV71 灭活疫苗免疫目标人群、最佳免疫程序、最佳免疫剂量及免疫剂型等免疫策略方面的探索获得了突破性进展,为全球同类疫苗研发和推广应用提供了科学参考,有望在不久的将来可供推广应用。

（四）健康教育与健康促进

社区健康教育可以多种形式进行,如 12320 公共卫生公益热线、广播、电视、报纸、手机短信、入户宣传、宣传栏、发放宣传材料等多种方式,开展手足口病防治知识的宣传工作,使 5 岁以下儿童家长及托幼机构工作人员等了解手足口病的临床症状,掌握最基本的预防措施,动员托幼机构老师和管理人员、儿童家长成为手足口病防控工作的主动参与者,形成群防群控。

（五）暴发流行时的措施

手足口病暴发疫情是指 1 周内,同一托幼机构或学校等集体单位发生 10 例及以上手足口病病例;或同一个自然村/居委会发生 5 例及以上手足口病病例。

经核实确认的暴发疫情,首先要报告,并开展流行病学调查和采样检测。专业机构负责辖区居家治疗的手足口病患儿的随访和指导。

发生暴发疫情的托幼机构应加强晨、午检和缺课追因等工作,对患儿使用过的玩具、用具、餐具等物品和活动场所的物体表面进行消毒。

县(区)级疾病预防控制机构对出现暴发疫情的托幼机构,应当进行风险评估,提出关班或关园的建议,并出具书面预防控制措施建议书,指导该托幼机构做好儿童家长或监护人的健康教育和居家儿童的健康观察。

第十三节　水　痘

水痘是由水痘－带状疱疹病毒（VZV）引起的原发感染,是以全身性丘疹、水疱、结痂为特征的急性传染性皮肤病。该病多见于儿童,具有高度的传染性,易造成小区域的流行,愈后可获终身免疫。

一、病原学

VZV 属疱疹病毒科。水痘-带状疱疹病毒（VZV）只有一种血清型,人类是唯一的自然宿主。

VZV 对体外环境的抵抗力较弱,不耐热和酸,不能在痂皮中存活,但在疱疹液中,可贮于 －65℃ 长期存活。

二、临床表现

（一）潜伏期和传染期

水痘的潜伏期一般为 10～24 d，14～16 d 为多见。从发病前一天到全部皮疹干燥结痂均有传染性。

（二）临床症状和体征

发病较急，前驱期有低热或中度发热、头痛、乏力、咳嗽、食欲不振等症状，持续 1～2 d 后才出现皮疹。水痘皮疹首先出现于躯干和头部，以后延及面部和四肢。初为红斑疹、数小时后变为深红色丘疹，再经数小时后变为疱疹。典型疱疹呈卵圆形，壁薄易破，周围绕以红晕，常伴痒感。1～2 d 后疱疹从中心部位枯干结痂，一周左右痂皮脱落愈合，一般不留瘢痕。如有继发感染，则形成脓疱，结痂脱痂时间将延长。水痘皮疹呈向心性分布，以发际、胸背躯干较多，四肢面部较少，手掌足底偶见。水痘发疹经历斑疹、丘疹、疱疹及结痂四个阶段。水痘皮疹分批发生，故病程中红斑、丘疹、疱疹和结痂等各阶段损害可在同一时间内并存于同一患者。尤其是在发疹第 2～3 d，同一部位常常可见到各阶段的皮疹，此为水痘皮疹的另一重要特征。水痘多为自限性疾病，10 d 左右自愈。

（三）临床检查

1. 血象

白细胞总数正常或稍增高。

2. 疱疹刮片

新形成的水痘，刮取基底组织碎屑涂片，以吉姆萨或瑞氏染色后，镜下可查见多核巨细胞及核内包涵体。

（四）鉴别诊断

典型水痘根据临床皮疹特点诊断多无困难，非典型病人须依赖于实验室检查明确诊断，需与下列疾病鉴别。

1. 带状疱疹

成人多见，疱疹常沿一定的神经行走呈带状分布，不对称，局部灼痛明显。

2. 脓疱疮

好发于鼻唇周围及四肢暴露部位，初为疱疹，继成脓疱，最后结痂，皮疹无分批出现的特点，全身症状不明显。

3. 丘疹样荨麻疹

系皮肤过敏性疾病，婴幼儿多见，四肢、躯干皮肤分批出现红色丘疹，顶端有小疱，周围无红晕，不结痂，不累及头部和口腔。

三、实验室检查

（一）血清学

常用酶联免疫吸附法和补体结合试验等检测特异性抗体。血清抗体检查有可能发生与单纯疱疹病毒抗体的交叉反应。

（二）病原学

取病程 3 ~ 4 d 的疱疹液种于人胚成纤维细胞，分离病毒。

四、流行病学

（一）流行三环节

1. 传染源

病人是唯一的传染源。病毒存在于病人上呼吸道和疱疹液中，发病前 1 ~ 2d 至皮疹完全结痂为止均有传染性。易感儿童接触带状疱疹病人后，也可发生水痘。

2. 传播途径

主要通过呼吸道飞沫和直接接触传播。

3. 人群易感性

本病传染性极强，人群对水痘普遍易感，主要为 2 ~ 10 岁的儿童发病。易感儿童接触后 90% 发病，病后可获持久免疫力，但以后可发生带状疱疹。

（二）流行特征

水痘一年四季均可发生，以冬春季为高。该病传染性很强，易感者接触患者后约 90% 发病，故幼儿园、小学等儿童集体机构易引起流行。

五、预防控制

（一）一般性措施

加强公共场所的通风换气，或紫外线照射室内进行空气消毒，接触患者后彻底洗手。

（二）针对性措施

1. 传染源管理

隔离水痘患者，包括呼吸道隔离和接触隔离。患者的隔离期应自出疹开始到出疹后 6 d，或隔离至全部水痘疱疹干燥结痂为止。无并发症者可在家隔离，此前不得入托或入学，亦不应出门与其他儿童玩耍接触，并防止其与易感孕妇接触。患者的呼吸道分泌物及被污染的用品可用煮沸或日晒等方法消毒。

2. 易感者措施

对于未感染过水痘-带状疱疹病毒的孕妇、儿童与免疫功能低下者,应根据不同情况采取适当的免疫保护措施,避免发生胎儿畸形或重症水痘感染。

(1)被动免疫。对于免疫功能低下者、正在使用免疫抑制剂治疗者或孕妇等,如果有接触,可用丙种球蛋白或带状疱疹免疫球蛋白肌内注射,对水痘有预防效果。

(2)主动免疫。可使用水痘减毒活疫苗,主要用于 1 岁以上儿童。学校等集体场所发生水痘疫情时建议进行水痘疫苗应急接种。

第十四节 新疆出血热

新疆出血热是发生在我国的一种病死率很高的病毒性出血热,国际上称克里米亚-刚果出血热(CCHF)。1945 年首次从苏联克里米亚半岛患病的军人和农民中分离到病毒。我国 1965 年在新疆从急性期患者血液、尸体脏器和亚洲璃眼蜱中分离到病毒。

一、病原学

1. 病原分类

新疆出血热是由布尼亚病毒科内罗毕病毒属病毒所引起的。

2. 病原特征

该病毒呈圆形或长圆形,直径 90 ~ 20 nm。病毒基因组为单股负链 RNA,由小(S)、中(M)、大(L)3 个节段组成,它们分别编码核衣壳蛋白(NP)、膜蛋白 G1、G2 和 L 聚合酶。序列分析表明,世界各地的 CCHFV 之间有明显的多态性。

3. 理化特性

本病毒对乙醚、氯仿、去氧胆酸钠和去垢剂均敏感,能被低浓度的甲醛所灭活。加热 56 ℃ 5 ~ 10 min 和紫外线照射 3 min 能使感染性完全消失,2% 甲酚皂溶液及 75% 乙醇亦能很快灭活。

二、临床表现

(一)潜伏期和传染期

潜伏期一般为 1 ~ 3 d,范围 1 ~ 12 d。传染期不明确,一般医院环境下具有高传染性,医院感染通常发生在暴露于含病毒的血液或分泌物之后。

（二）临床症状和体征

其临床表现不典型，根据临床病情可分为暴发型、重型和轻型。暴发型病例起病急骤，病情危重，一般在病程 7～9 d 左右死亡；轻型病例中毒症状和出血较轻，病程 2 周左右恢复；重型患者中毒症状和出血较重，死亡原因主要是出血和休克。

1. 全身中毒症状

突然起病，发热伴畏寒或寒战，极度疲乏，同时出现恶心、呕吐、食欲减退。剧烈头痛（以前额和颞部为主）呈刀割样，难以忍受；上腹疼痛，四肢肌肉疼痛，腰背酸痛，肾区可有叩击痛。

2. 发热中毒征

体温一般在 38 ℃～41 ℃之间，常呈稽留热，但也有呈弛张热或双峰热者，发热持续 7～12 d 左右，约有 10% 的患者出现双峰热，低谷在发病后的 3～5 d，持续 1～2 d 后又进入第 2 个高峰。

3. 充血出血征

颜面、颈和胸部皮肤潮红，眼结膜和咽部充血。其中，鼻出血常为患者就诊的主要症状，出现于病程的第 3～5 d，且可从鼻血中分离出病毒。重型患者常因大量呕血、便血而死亡。

4. 其他

约有 9% 的重症患者出现昏睡或昏迷状态，但没有其他神经系统受累的症状。部分患者也可发生心衰、肾衰竭、肝衰竭或肺水肿、脑水肿。

（三）临床检查

1. 血常规

50% 的患者在发病早期血小板即低于 $100 \times 10^9/L$，约有 13% 左右的患者入院时血小板仅（20～30）$\times 10^9/L$，一般在发病的 6～9 d 血小板计数最低；白细胞总数有偏低现象，均有明显的中性粒细胞核左移现象，且末梢血液中出现早幼、中幼和晚幼粒细胞。

2. 血生化、凝血功能检测

发病早期即可出现轻度的肝功能异常，血清 ALT 和 AST 升高，部分患者血清胆红素升高。部分患者出、凝血时间稍有延长。

3. 蛋白尿

早期患者呈现不同程度的蛋白尿，常在"1＋～3＋"之间，少数病例可达"4＋"。个别可见透明管型或红细胞管型，肾功能轻度损害。

（四）鉴别诊断

本病在早期时需与下列发热出疹性疾病鉴别，如流行性脑脊髓膜炎、败血症、伤寒、斑疹伤寒等；还应与钩端螺旋体和其他出血热，如肾综合征出血热、登革热等进行鉴别。

三、实验室检查

（一）血清学

用 ELISA 双抗体夹心法或反向血凝法检测血清中的抗原，亦可用 ELISA 抗体捕获法检测特异性 IgM 抗体，作为疾病的早期诊断。后者在检测 IgM 抗体时不受血清学中 IgG 抗体的干扰，IgM 抗体一般于疾病的第 3 天就能检测到，在病后第 5 天 IgM 抗体已达到很高的滴度。

（二）病原学

一般可从血清中分离到病毒或通过活检从肝脏中分离病毒。目前 LLC-MK2 细胞、VeroE6 细胞、金黄地鼠肾细胞（BHK-21）和人肾上腺皮质癌细胞（SW-13）对于此病毒敏感。

（三）其他检测

利用 PCR 及核酸杂交等分子生物学诊断技术检测血清中特异性的病毒核酸，是一种灵敏度高、简单快速的方法。

四、流行病学

（一）流行三环节

1. 传染源和传播媒介

传染源主要是疫区的绵羊和塔里木兔，此外，山羊、牛、马、骆驼、野兔、狐狸也可能为本病的传染源，急性期病人也是传染源。

到目前为止，在 CCHF 的疫源地中已从 7 属 31 个蜱种中分离到 CCHF 病毒，而亚洲璃眼蜱是本病的主要传播媒介，蜱主要存在于胡杨树下的树枝落叶内，通过叮咬传播给人和动物，病毒可经蜱卵传代。

2. 传播途径

带病毒的饥饿成蜱在吸血过程中将病毒随唾液注入人和动物机体而引起感染是本病的主要感染途径。急性期患者的血液或带病毒的家畜血液、脏器，可通过破损的皮肤引起人类的感染；另外，也有将带病毒的蜱剪碎或挤压时污染伤口而感染。医院内暴发感染常见，且症状特别严重，病死率亦高。

3. 人群易感性

人群普遍易感，但以青壮年为多，发病与放牧有关。疫区人群有隐性感染，发病后第 6 天出现中和抗体，两周达高峰，病后可获得持久免疫力。

（二）流行特征

1．地区分布

此病流行于俄罗斯（克里米亚半岛）、我国（新疆）以及刚果、保加利亚、前南斯拉夫、伊朗和扎伊尔等国。我国除新疆外，云南、青海和四川均已证实绵羊等动物感染本病毒。

2．人群分布

男性多于女性，年龄和性别比例的差异与接触的机会有关，放牧人群和进入荒漠牧场的成员主要以男性青壮年为主。在职业分布上，患者主要是进入荒漠牧场的牧民、兽医、剪毛或屠宰工人以及打柴、采药等人群。

3．季节分布

此病的发生有明显的季节性，4月中旬至5月下旬为发病高峰季节，6月以后发病极少其季节性明显与亚洲璃眼蜱成蜱活动季节高峰基本一致。

五、预防控制

（一）一般性措施

1．对公众进行健康教育蜱传播该病的方式和个人防护方法

尽可能避免进入有蜱孳生的区域。为了减少蜱的叮咬，要穿着覆盖手臂和腿部的浅色衣服，以便更容易发现粘在衣服上的蜱；将长裤的裤脚塞进袜子，在皮肤上涂抹驱蜱剂如避蚊胺（二乙甲苯酰胺），或在袖口、裤管上喷洒扑灭司林（permethrin，驱避剂及接触式杀蜱剂）。如果在蜱孳生的区域进行工作或活动，每天要对身体进行全面检查，不能忽视头发的检查，并及时除去身上的蜱，要注意蜱可能非常小。在除去蜱时，为避免将蜱的口器留在皮内，应将镊子贴紧皮肤并夹住蜱轻轻地、稳稳地将其拔出。取出蜱时要戴手套，或用布或卫生纸将手包好。去除后要用肥皂和清水清洗蜱附着的部位。

2．预防接种

在高危地区高危人群中可应用疫苗进行主动免疫。

（二）针对性措施

1．早发现、早诊断、早报告

加强医务人员诊断、治疗技术的培训，加强实验室检测能力的建设，做到早发现、早诊断、早报告。

2．防蜱叮咬

亚洲璃眼蜱每年3月~6月在荒漠地区数量很多，其爬行迅速，对人、畜的侵袭力强。因此，在这种环境中作业的牧工、兽医、石油工人、垦荒人员等，必须采取防蜱叮咬的措施。进入荒漠牧场或林区的作业人员要将裤脚、袖

口、领口扎紧,并可穿长筒布袜,戴帽子,防止蜱爬入衣服和头发里。不要在有蜱活动的地方休息或睡觉,住处四周约 30～50 m 范围内要铲除灌木、杂草和枯枝落叶,并用杀虫药喷洒。

3. 预防接触传染

流行季节对可疑患者的血液和屠宰羊只时要注意防止血液污染破损的皮肤伤口;对患者排出的血、尿、便及使用过的注射器要及时进行消毒处理;医务人员抢救患者时要戴手套;剪羊毛的工人要注意剪碎的蜱污染手上破损的皮肤造成感染的危险。

4. 动物灭蜱

畜牧兽医部门要在春季对家畜进行体外灭蜱工作,以便降低蜱密度,减少感染机会。

第十五节　乙型脑炎

流行性乙型脑炎,简称乙脑,是由乙型脑炎病毒引起的,以中枢神经系统病变为主的急性传染病。本病起病急,病情重,病死率高,重症病例幸存者常留有明显的后遗症。乙型脑炎经蚊媒传播,流行于夏秋季,多发生于 10 岁以下儿童,主要在中国、日本和越南等亚洲国家流行,属自然疫源性疾病。三带喙库蚊是本病的主要传播媒介,猪是主要宿主。自 70 年代乙脑疫苗在全国推广使用后,乙脑疫情得到有效控制,乙脑发病率大幅下降,如江苏近 5 年一直维持在 0.1/10 万以下。

一、病原学

乙型脑炎病毒是一种球形单链 RNA 病毒,分类为披盖病毒科,黄病毒属。乙脑病毒为嗜神经病毒,在胞质内繁殖,在外界环境中抵抗力不大,高温 100 ℃ 2 min 或 56 ℃ 30 min 即可灭活,对温度、乙醚、氯仿、蛋白酶、胆汁及酸类均敏感,但对低温和干燥的抵抗力大,用冰冻干燥法在 4 ℃冰箱中可保存数年。

二、临床表现

（一）潜伏期

乙脑的潜伏期一般为 4～21 d,常见 10～14 d。

（二）临床症状和体征

典型病人多数起病急,突然发热、头痛、呕吐、嗜睡等。一般 3～5 d 后,体温快速升到 39 ℃ ~40 ℃ 左右。头痛是出现最早和最常见的症状。重症病人有脑膜刺激征,以颈部强直最多见。发病第 4 ~7 d,病人体温越来越高,可达39 ℃ ~40 ℃,中枢神经系统症状逐渐加重,出现意识障碍。轻者嗜睡,重者昏迷,全身强直或阵发性抽搐或狂躁不安。重症病人因脑部广泛炎症、脑缺氧、脑水肿等出现严重抽搐或呼吸衰竭。呼吸衰竭是乙脑最严重的症状,也是死亡的主要原因。发病第 7 ~10 d 左右,体温开始逐渐下降,病情逐渐好转,少数重症病人由于中枢神经系统损害严重,出现不同程度的精神神经症状,大多在半年内逐渐恢复。半年以上仍未恢复者即有后遗症,以瘫痪、言语障碍、痴呆和意识障碍等较多见。

（三）临床检查

1. 血象

白细胞总数升高,一般在（10 ~20）× 10^9/L 左右。这与大多数病毒感染不同。中性多核细胞增多,嗜酸性粒细胞减少。

2. 脑脊液

除压力增高外,外观无色透明,白细胞总数轻度增加,多在（50 ~500）× 10^6/L 之间。早期以中性粒细胞为主,后期以淋巴细胞增高为主。蛋白轻度增高,糖正常或变高,氯化物正常。

（四）鉴别诊断

1. 其他病毒性脑膜脑炎

如柯萨奇及埃可病毒等肠道病毒所致脑膜脑炎、脑型脊髓灰质炎、腮腺炎脑炎、单纯疱疹病毒脑炎等。临床鉴别诊断有一定参考价值,病毒学或血清学鉴别诊断有确诊意义。

2. 其他应鉴别的疾病

（1）中毒性菌痢。本病多见于夏秋季,儿童多发,病初也可见高热、惊厥、昏迷等神经系统症状,此时临床上尚未出现腹泻及脓血便等肠道症状,易与乙脑相混淆。但本病早期即有休克,无脑膜刺激症状,脑脊液正常。粪便有脓细胞、红细胞,能培养出痢疾杆菌。

（2）化脓性脑膜炎。症状与乙脑相似,但多见于冬春季,大多有皮肤黏膜瘀点可作鉴别。脑脊液混浊,其中白细胞增多达数千至数万,中性粒细胞多在 90% 以上,糖量减少,蛋白质含量明显增高,脑脊液涂片及培养可获得致病菌。

（3）结核性脑膜炎。多有结核病史或结核病接触史,婴幼儿多无卡介苗接种史。起病缓慢,病程较长,脑膜刺激征较显著,而脑症状如意识障碍等较轻,且出现较晚。脑脊液外观毛玻璃样,白细胞分类以淋巴细胞为主,糖及氯化物含量减低,蛋白质含量增加,薄膜涂片时常可找到结核分枝杆菌,必要时作 X 线胸片检查,眼底检查及结核菌素试验以鉴别之。

三、实验室检查

(一)血清学

1. IgM 抗体

病后 4 d 出现,2 ~ 3 周达高峰,单份血清即可作早期诊断。可用 ELISA 法等,但要注意 1 个月内是否接种过乙脑疫苗。

2. IgG 抗体

为补体结合抗体,病后 2 周出现,5 ~ 6 周达高峰,维持 1 年左右。故不能作早期诊断,一般多用于回顾性诊断或流行病学调查。抗体效价以双份血清阳转或 4 倍以上增高为阳性。

3. 血凝抑制抗体

病后 3 ~ 5 d 出现,第 2 周达高峰,可维持 1 年以上,双份血清效价呈 4 倍以上升高或单份效价达 1∶80 以上可作诊断依据,可应用于临床诊断及流调。

(二)病源学

病初可取血清或脑脊液接种乳鼠以分离病毒,但阳性率较低;或在组织、血液或其他体液中通过直接免疫荧光或聚合酶链反应(PCR)检测到乙脑病毒抗原或特异性核酸,可确诊。

四、流行病学

(一)流行的三个环节

1. 传染源

乙脑是一种人畜共患的自然疫源性疾病,人类与自然界中许多动物可作为本病的传染源。人被感染后,不论隐性感染或显性感染仅发生短暂病毒血症(一般 5 天以内),且血中病毒数量较少,病毒血症很快消失,故隐性感染者或患者虽然可以作为传染源,但在流行病学上意义不大。很多家畜(如猪、马、牛、羊、驴、骡、狗、猫等)和家禽(如鸡、鸭、鹅等)以及一些野生动物(如猴、小白鼠、田鼠、蝙蝠等)均可被乙脑病毒感染,成为乙脑病毒在自然界的动物宿主,其中以猪和马的流行病学意义最大。尤其是猪,数量多,分布广,繁殖快,能产生较高水平的病毒血症且维持时间长。所以,猪是乙脑最重要的传染源。

2. 传播途径

蚊是主要传播媒介。蚊从病毒血症的猪体获得乙脑病毒,病毒在蚊体内繁殖,约 1 ～ 3 周,蚊唾液内出现病毒,再通过叮咬将病毒传给人。蚊既是乙脑的传播媒介又是长期宿主。从自然界蚊体内分离到乙脑病毒的蚊种有三带喙库蚊、淡色库蚊、致乏库蚊、中华按蚊、东方伊蚊、刺扰伊蚊等,其中三带喙库蚊是主要媒介。

3．人群易感性

人群对乙脑病毒普遍易感,但绝大多数易感者呈无症状的隐性感染,仅有极少数人发病。主要发病对象是少年儿童。

（二）流行特征

1．季节分布

在我国,乙脑发病有明显的季节性,集中在 7 月、8 月和 9 月。

2．人群特征

发病主要集中在 10 岁以下的儿童,占 80％ 以上,尤以 2 ～ 6 岁小儿发病最多。发病与性别无明显关系。

3．地区分布

乙脑的流行状况与当地蚊虫滋生的地理、气象条件相关,我国除青海、新疆和西藏未见病例报告外,其他各地均有乙脑病例发生,农村多于城市。

五、预防控制

（一）一般性措施

灭蚊防蚊是预防乙脑的重要措施。在调查当地传播乙脑的主要蚊种的基础上,根据其生态学特点,广泛开展灭蚊工作。例如,使用杀虫剂、稻田间歇排灌法灭蚊、放养食蚊鱼类、减少蚊虫孳生场所等综合措施。灭蚊的关键季节应该是夏秋季,亦应坚持长期进行。

（二）针对性措施

1．针对传染源的预防措施

（1）动物传染源　改善家畜、家禽的棚舍卫生,人畜分居。努力降低畜、禽棚舍内外的蚊密度,减少畜禽感染。对猪、马等重点牲畜,进行疫苗接种。

（2）患者　对疑似病例及早期患者应加强隔离,防蚊灭蚊。对病家周围 50 ～ 100 m 处要进行药物快速灭蚊。

2．人群免疫接种

可使用乙脑减毒活疫苗和乙脑灭活疫苗,效果安全可靠。我省目前使用减毒活疫苗,针对满 8 月龄婴幼儿,接种第 1 剂乙脑减毒活疫苗,满 2 周岁时加强接种 1 剂。另外,非流行区进入流行区的人群也为接种重点对象。

第四章

常见细菌性疾病的预防控制

第一节　白　喉

白喉是一种由白喉棒状杆菌引起的以咽、喉等黏膜充血、肿胀并有灰白色伪膜形成为突出临床特征的急性呼吸道中毒性疾病。病名源自希腊语diphthera，意思是"遮盖的皮革"。公元前5世纪的希波克拉底曾描述过此病，公元6世纪Aetius描述过其流行病学特征。1883年Klebs首次从白喉假膜中分离出病菌，1884年Loffler培养细菌成功。19世纪发明了抗毒素，20世纪20年代研制出了白喉类毒素。

一、病原学

（一）病原分类

白喉棒状杆菌是一种需氧的革兰阳性杆菌，长 $1 \sim 8$ μm、直径 $0.3 \sim 0.8$ μm。

（二）病原特征

细菌培养需要含有亚碲酸盐的特异性培养基，能使碲盐还原并抑制别的微生物生长出灰黑色菌落。其菌落有三种类型：重型、轻型及中间型。三种型别都能产生毒素，但毒素不稳定，以 $0.3\% \sim 0.5\%$ 甲醛处理可使之成为类毒素。只有能产生毒素的菌株才能引起严重疾病，而只在其自身受到一种带有毒素遗传信息（毒原）的特殊病毒（噬菌体）感染（溶原化）时，它才产生毒素。

（三）理化特性

白喉杆菌对冷冻和干燥抵抗力较强，随分泌物排出的杆菌在衣、物上可生存数日，对化学消毒剂敏感，58 ℃ 10 min 可杀灭。

二、临床表现

（一）潜伏期和传染期

白喉的潜伏期为 2～5 d(1～10 d)。

传染期长短不一，只要渗出物和伤口处存在致病菌，传播就可能发生。但在不使用抗生素的情况下，病菌传染性一般只能维持 2 周以内，很少超过 4 周。慢性携带者可持续排出细菌 6 个月以上。迅速使用有效抗生素治疗可终止排菌。

（二）临床症状和体征

1. 前鼻白喉

此种白喉的侵袭与普通感冒相似，其特征为排出含有黏液和脓汁的脓性分泌物，有时为血红色。白色假膜常在鼻中隔形成。由于此部位很少有明显的全身性的毒素吸收，这类白喉通常较为轻微，而且能迅速地被抗毒素和抗生素治愈。

2. 咽部和扁桃体白喉

白喉感染最常见的部位是扁桃体和咽部。咽部的感染不易察觉。早期症状包括不适、咽喉疼痛、厌食和低热。在 2～3 d 内形成一种淡蓝和白色假膜并逐渐扩展，其大小从覆盖一小块扁桃体变为覆盖大部分软腭，病人常常到此时才去就医。假膜的颜色为淡灰绿色，如果有出血则为黑色。假膜周围有少量的黏膜红斑。假膜附着于组织上，莽撞地去剥离会导致出血。大范围的假膜形成可导致呼吸障碍。病人可于此时治愈，否则，如果吸收了一定量的毒素，病情就会加重，表现为卧床不起，面色极为苍白，脉搏加速，意识模糊，昏迷，甚至在 6～10 d 内死亡。通常没有高热，即使病人可表现出明显中毒症状。症状严重的病人可发展为下颌和颈前部的显著水肿伴淋巴结病变，形成一种典型的"牛颈"样外观。

3. 喉部白喉

喉部白喉既可由咽部白喉发展而来，也可单独发病。症状包括发热、声嘶和剥皮样咳嗽。假膜可导致呼吸障碍、昏迷以至死亡。

4. 皮肤白喉

皮肤感染在热带地区很常见，在美国，最常见的皮肤白喉发生于无家可归者。剥脱性皮疹或边界明显的溃疡和假膜是皮肤感染的明证，但皮肤白喉有可能被一些急性皮肤损伤和其他微生物感染所掩盖。

其他可累及的部位包括眼结膜、阴户-阴道区以及外耳道的黏膜。

（三）临床检查

1. 白细胞（WBC）计数及分类（DC）检查

WBC 计数增高，多在 $(10 \sim 20) \times 10^9/L$，中性粒细胞（N）增加。

2. 病原学检查

从假膜边缘取材，进行细菌培养，可为阳性，如果毒力试验阳性，可以确诊；如果将培养 4 h 之菌落用特异性血清进行免疫荧光检查，阳性可确诊。

（四）鉴别诊断

1. 咽白喉需和下列疾病鉴别

（1）急性扁桃体炎　起病急，热度高，扁桃体红肿，咽痛明显；分泌物较薄，色较淡，仅限于扁桃体，拭之容易剥落。

（2）鹅口疮　热度不高，有白色片状块物附着于口腔黏膜，可蔓延至咽部。白膜松，易剥离。病变范围虽可很广泛，但中毒症状不显著。

（3）溃疡膜性咽炎　咽部有坏死性溃疡和假膜，常伴齿龈炎，易出血，口腔有恶臭。咽拭子涂片可找到梭形杆菌和螺旋体。

（4）传染性单核细胞增多症　扁桃体上有白膜，消退慢。涂片和培养无白喉杆菌，白喉抗毒素治疗无效。周围血液中有异常淋巴细胞，血嗜异性凝集试验可呈阳性，特异抗全阳性。

2. 喉白喉需和下列疾病鉴别

（1）急性喉炎　儿童期的急性喉梗阻大多由于急性喉炎、麻疹并发喉炎和喉白喉所引起。麻疹并发喉炎者有麻疹史；急性喉炎起病急，突然呼吸困难。由于原发性喉炎患者的咽部无假膜，故出现喉梗阻时不易确认；如果有白膜自气管切口处喷出，则应考虑白喉的诊断。

（2）气管内异物　有异物吸入史，当异物吸入时有剧烈咳嗽，以后咳嗽呈阵发性。无假膜发现，胸透时常可见局限性肺气肿或肺不张。

3. 鼻白喉需和下列疾病鉴别

（1）鼻腔内异物　常为一侧性，检查时可发现鼻腔内有异物而无假膜。

（2）先天性梅毒　常伴有其他梅毒症状，鼻腔内有溃疡而无白膜。血清华康氏反应阳性。

三、实验室检查

（一）凝固血清棉拭培养法

将沾有马或牛血清的棉拭子放在无菌试管内，经 8 ~ 10 磅蒸汽灭菌 20 ~

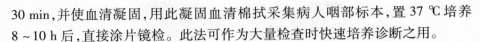

30 min,并使血清凝固,用此凝固血清棉拭采集病人咽部标本,置 37 ℃培养8 ~ 10 h 后,直接涂片镜检。此法可作为大量检查时快速培养诊断之用。

（二）毒力试验

1. 豚鼠试验

取体质量 250 g 豚鼠 2 只,其中一只试验前 12 h,由腹腔注射白喉抗毒素250 ~ 500 u,供作对照。然后各于皮下注射 48 h 的培养液 2 mL,若于 2 ~ 4 d注射抗毒素的豚鼠死亡,而对照豚鼠存活,便证明所试验菌株为有毒白喉杆菌。

2. E 平板试验

将浸有白喉抗毒素的无菌滤纸条贴在含 20% 马血清的琼脂平板上,然后沿滤纸条垂直方向划线接种待测细菌,同时也接种已知产毒株和不产毒株作为对照。37 ℃培养 48 h 后,若待检菌株产生白喉外毒素,则在滤纸条和划线生长的菌苔交界处出现白色沉淀线。

（三）直接染色镜检

用棉拭子采集假膜边缘部渗出物,涂片,用奈瑟染色或美兰染色,镜检有无含异染颗粒的棒状杆菌。结合临床症状,可作出初步诊断。确诊必须通过细菌培养并进行毒力试验。

四、流行病学

（一）流行三环节

1. 传染源

白喉杆菌是严格寄生于人的细菌,传染原为病人和带菌者医学。白喉病人在潜伏期末即有传染性。不典型及轻症患者对白喉传播更具危险性,健康带菌者一般在总人口 1% 以下,流行时可达 10% ~ 20%。由于抗生素的应用,恢复期带菌者带菌时间大大缩短,约 90% 的病人在 4 d 内细菌消失。

2. 传播途径

主要由飞沫传染,亦可经玩具、衣服、用具等间接传播,或者通过污染的牛奶和食物引起暴发流行,偶然可经破损的皮肤或黏膜而污染。手术（如扁桃体摘除）后,尤易感染白喉。

3. 易感人群

普遍易感,易感性的高低取决于体内抗毒素的量。儿童易感性最高;新生儿通过胎盘及母乳获得免疫力,到 1 岁时免疫力几乎全消失。以后随着年龄的增长易感性逐渐增高。

（二）流行特征

1. 地区分布

白喉在全世界皆可发生，但临床病例在温带地区更常见。在使用类毒素之前，在美国南方冬天白喉发病率最高。此后，在印第安人占多数的几个州发病率最高。目前在美国没有观察到病例的地域性集中现象。

2. 流行季节

在气候温和地区，白喉最常发生于冬春季。

3. 人群分布

白喉为儿童传染病，由于<6个月的婴儿有母体抗体存在，发病率较低，1~5岁发病率最高。在未使用抗毒素治疗前，病死率高达50%左右，在使用抗毒素以后病死率明显下降，但仍维持在5%~15%左右。

五、预防控制措施

1. 管理传染源

隔离治疗病人，病愈后连续2次咽拭子培养阴性方能解除隔离。带菌者可用青霉素或红霉素隔离治疗7 d。

2. 切断传播途径

病人的鼻咽分泌物及所用物品要消毒。

3. 保护易感人群

是最重要的环节。新生儿生后3个月开始按计划免疫程序注射百白破混合制剂。密接的易感者可用抗毒素1 000~2 000 u，儿童1 000 u，肌注进行被动免疫，有效期2~3周。

第二节　百 日 咳

百日咳是一种由百日咳鲍特杆菌引起的急性传染病。16世纪首次描述了百日咳暴发的情况，1906年首次分离出了百日咳致病菌。20世纪的美国，百日咳是最常见的儿童疾病，并且也是儿童死亡的主要病因。20世纪40年代，在使用有效的百日咳疫苗之前，每年报告的病例数超过20万。自从疫苗广泛使用以来，其发病率下降了98%以上。1980年后，每年报告的病例数约4 400例。在全世界无百日咳免疫力的人群中，百日咳长期以来就是主要的儿童健康问题，估计每年造成的死亡人数约30万。

一、病原学

（一）病原分类

病原菌是鲍特菌属中的百日咳鲍特菌,常称百日咳杆菌。已知鲍特菌属有 4 种杆菌,除百日咳鲍特菌外,还有副百日咳鲍特菌、支气管败血鲍特菌和鸟型鲍特菌。鸟型鲍特菌一般不引起人类致病,仅引起鸟类感染。百日咳杆菌长约 $1.0 \sim 1.5 \mu m$,宽约 $0.3 \sim 0.5 \mu m$,有荚膜,不能运动,革兰染色阴性,需氧,无芽孢,无鞭毛,用甲苯胺蓝染色两端着色较深。

（二）病原特征

百日咳鲍特杆菌是一种革兰阴性需氧短杆菌。它不能在普通培养基中生长,需要特殊的培养基才能分离。百日咳杆菌具有很多抗原和生物活性物质,包括百日咳毒素（PT）、丝状血凝素（FHA）、凝集原（AGG）、腺甘酸环化酶（AC）、外毒素（HLT）、气管细胞毒素（TCT）。这些物质引起百日咳的临床症状,并诱导宿主产生保护性抗体。目前认为,百日咳杆菌感染造成的免疫力并不持久。

（三）理化特性

百日咳杆菌对外界理化因素抵抗力弱。$55 ℃$ 经 $30 min$ 即被破坏,干燥数小时即可杀灭。对一般消毒剂敏感,对紫外线抵抗力弱,但在 $0 ℃ \sim 10 ℃$ 存活较长。

二、临床表现

（一）潜伏期和传染期

百日咳的潜伏期为 $4 \sim 21 d$,超过 $42 d$ 的很罕见,平均 $7 \sim 10 d$,传染期大约 2 个月。

（二）临床症状和体征

第一期为卡他期,临床特征为卡他性鼻炎（分泌物增多）,喷嚏,低烧,偶有轻微的咳嗽,类似于感冒。$1 \sim 2$ 周后,咳嗽逐渐剧烈起来。

第二期即痉挛性咳嗽期（痉咳期）。在痉咳期,通常诊断考虑为疑似百日咳。病人有特征性、阵发性、痉挛性连续短促的咳嗽。在痉咳结束时,伴随着深长的吸气动作有特殊的高亢吸气声。疾病发作时,病人会出现紫绀（深度紫绀）,儿童和婴儿尤为明显,因此咳嗽发作时儿童表情十分痛苦,咳嗽时常常伴随有呕吐和精疲力竭,在咳嗽发作间歇期病人又恢复正常。痉挛性咳嗽通常在夜间发作更频繁,平均每 $24 h$ 发作 15 次。发作的频率在疾病头 $1 \sim 2$ 周内增加,并保持 $2 \sim 3$ 周的时间,随后逐渐减少。痉挛性咳嗽期一般持续1~6周,也可长达10周。不足6周岁的婴儿没有发出高亢吸气声的气力,但他们也会有痉挛性咳嗽。

在恢复期,病情逐渐好转,2~3周后阵发性痉咳次数减少直至消失,但是若并发呼吸道和全身感染,在百日咳发作后数月内这种阵发性痉咳还会发作。

（三）临床检查

血象自发病第1周末开始升高,痉挛期增高最为明显,白细胞总数可达$(20~40) \times 10^9/L$或更高,由于淋巴细胞促进因子的作用,淋巴细胞分类一般为60%~95%。然而,婴儿和儿童百日咳感染者或在轻微、改善了病情的病例中可能没有淋巴细胞增多的情况。

（四）鉴别诊断

1. 急性支气管炎和肺炎

由乙型流感杆菌、腺病毒、呼吸道合胞病毒、副流感病毒等引起的支气管炎,在起病数日后即可发生剧烈咳嗽及痉咳,但痉咳后无鸡鸣样吼声,无夜间加重,全身感染中毒症状较重,肺部常有固定音,白细胞计数正常或偏高。经适当治疗后,症状在短期内即可减轻或消失。

2. 支气管淋巴结结核

肿大的肺门淋巴结压迫气管、支气管,或侵蚀支气管壁,可引起痉挛性咳嗽,但无鸡鸣样回声、无日轻夜重现象。可根据结核病中毒症状、结核菌素试验、肺部X线改变等做出诊断。

3. 气管支气管异物

可突然发生阵发性痉咳,有异物吸入史,白细胞不增高,X线可见节段性肺不张,支气管镜检查可发现异物。

4. 百日咳综合征

在普遍进行百日咳预防免疫的人群中,仍可有散发的类似百日咳病例出现。常分离出腺病毒、其他呼吸道病毒、肺炎支原体和副百日咳杆菌等,而无百日咳杆菌。其临床症状、肺部X线表现和血象所见,与典型百日咳有相似之处,需靠病原学检查鉴别。衣原体感染可有类似百日咳样咳嗽,但无鸡鸣样回声。副百日咳杆菌引起者症状轻,病程短。

三、实验室检查

（一）血清学

补体结合试验、凝集试验等主要用于回顾性诊断。酶联免疫吸附试验,可测定本病特异性IgM抗体,对早期诊断有帮助,对细菌培养阴性者更有意义。

由于抗体水平和百日咳免疫间缺乏联系,因此血清学检测结果很难解释,血清学检测未被广泛接受。向国家报告百日咳病例就不能依据血清学试验结果。血清学检测阳性但培养或 PCR 不是阳性的病例,可以报告为疑似病例。

（二）病原学

1. 细菌培养

苛刻的生长环境使得百日咳杆菌很难分离。在卡他期直接用平皿接种分离百日咳杆菌最易成功。用涤纶或藻酸钙(不是棉花)拭子从鼻咽后部而不是咽喉部采集标本,并直接接种于选择性培养基上。用 Regan-Lowe 琼脂或新鲜精制的 Bordet-Gengou 培养基培养通常有效,能成功将百日咳抗药株(红霉素或复方新诺明抗药株)或疾病发作超过 3 周才采集标本中的病原菌分离出来。

2. 荧光抗体检查

用鼻咽分泌物涂片,然后加上吸附荧光的高价百日咳抗血清,30 min 后在荧光显微镜下检查,适用于快速诊断,早期患者75% ~80% 阳性。但有假阳性,且检测敏感性较低、特异性不强,因它不能代替培养法作为实验室诊断的标准方法。

3. 酶联斑点蛋白印迹法

采用抗百日咳毒素单克隆抗体进行酶联斑点蛋白印迹法检测百日咳患者鼻咽分泌物中百日咳毒素,特异性高,可作为早期诊断之用。

4. 单克隆抗体菌落印迹法

抗百日咳杆菌脂多糖和丝状血凝素单克隆抗体菌落印迹 ELISA 检测百日咳杆菌,48 h 即可在硝化纤维素膜上出现清晰的蓝色斑点阳性印迹反应,可作为早期诊断之用。

（三）其他诊断方法

鼻咽拭子或呼吸道分泌物的聚合酶链反应(PCR)试验是一种快速、灵敏和特异的百日咳诊断方法,尤其是对非典型患者、病初用过抗生素者或者有过免疫接种者 PCR 检查有重要价值。一旦 PCR 试验确诊,应马上进行细菌培养。PCR 试验不能取代细菌培养,因为培养的方法能确定抗药株或分子类型。

四、流行病学

（一）流行的三个环节

1. 传染源

患者是唯一的传染源,非典型或轻型患者在本病的流行中起着更重要的作用。从潜伏期末 1 ~2 d 至发病后 6 周内都有传染性,以病初 1 ~3 周为最强。少见带菌者。

2. 传播途径

咳嗽时病原菌随飞沫传播,易感者吸入带菌的飞沫而被感染,由于该菌在体外生存力弱,间接传播可能性小。

3. 易感人群

人群对百日咳普遍易感,新生儿也不例外,因自胎盘传入的母体抗百日咳抗体为非保护性抗体,不能保护新生儿。无论菌苗全程免疫者或自然感染者,均不能提供终生免疫。这是由于百日咳发病率较低,接触百日咳杆菌机会少,免疫力不强,因此均可再次感染。

(二)流行特征

本病分布遍及全世界,多见于寒带及温带,全年均可发病,但以冬、春两季高发。平常为散发,在幼儿园等集体机构、居住条件差的地区可发生局部流行。

五、预防控制

(一)一般性措施

保持空气清新,注意营养及良好护理。避免刺激、哭泣而诱发痉咳。婴幼儿痉咳时可采取头低位,轻拍背。咳嗽较重者睡前可用冬眠灵或非那根顿服,有利睡眠,减少阵咳。

(二)针对性措施

发现病人应立即作疫情报告,并立即对患者进行隔离和治疗,这是防止本病传播的关键。隔离自发病之日起40 d或痉咳出现后30 d。有本病接触史的易感儿童应予以隔离检疫21 d,然后予以预防接种,早发现,早治疗,早隔离,以免造成百日咳流行。同时切断传播途径,对患者用过的物品进行消毒,尽量少去人群密集的地方。

第三节　布鲁菌病

布鲁菌病(以下简称布病)是一种由布鲁菌属的细菌侵入机体,引起的人畜共患的传染-变态反应性疾病,属乙类传染病。1814 年 Burnet 首先描述"地中海弛张热",并与疟疾作了鉴别。1860 年 Marston 对本病作了系统描述,且把伤寒与地中海弛张热区别开。1886 年英国军医 Bruce 在马尔他岛从死于"马尔他热"的士兵脾脏中分离出"布鲁菌",首次明确了该病的病原体。为纪念 Bruce,学者们建议将该病取名为"布鲁菌病"。

布病在我国绝大多数省份都有不同程度的存在和流行,尤以北方省区为重。中国的布病疫情于1957—1963年、1969—1971年曾出现两次流行高峰,1972年后发病率开始下降。20世纪90年代初,疫情得到控制,发病人数显著减少。进入21世纪后疫情持续快速增长,于2005—2012年又出现一个流行高峰。

一、病原学

(一)病原分类

布鲁菌为革兰阴性短小杆菌,多为单个,很少成双,链状排列。布鲁菌属分为6个种19个生物型,即羊种(生物型1~3)、牛种(生物型1~7.9)、猪种(生物型1~5)及绵羊型附睾种、沙林鼠种、犬种(各1个生物型)。我国已分离到15个生物型,即羊种(1~3型)、牛种(1~7.9型)、猪种(1.3型)、绵羊副睾种和犬种各1个型。临床上以羊、牛、猪三种意义最大,羊种致病力最强。

(二)病原特征

布鲁菌的抗原结构是非常复杂的,主要存在A和M抗原成分。三种布鲁菌所含的A抗原与M抗原量在比例上不同。用A血清与M血清进行凝集试验对三种布鲁菌有鉴别作用。牛1型布鲁菌含表面抗原A成分多于M成分(A∶M=20∶1);羊1型布鲁菌含表面抗原M成分多于A成分(M∶A=20∶1);而猪布鲁菌A∶M=2∶1。

(三)理化特性

布鲁菌对日光、热、常用消毒剂等均很敏感。日光照射10~20 min,湿热60 ℃ 10~20 min,在普通浓度的来苏尔溶液中数分钟即被杀死。但其在外界环境中的抵抗力较强,在水中可生存4个月,在土壤、皮毛和乳制品中可生存数周至数月。对常用的化学消毒剂和广谱抗生素较敏感。

二、临床表现

布病是一种全身性疾病,人患布病后可以出现多种多样的临床症状和体症,但往往又缺乏特异性。急性期主要是病原菌和内毒素的作用,慢性期是病原菌和变态反应多种因素所引起的综合表现。

(一)潜伏期

一般为1~3周,平均为2周,最短仅3 d,最长可达1年。

(二)临床症状和体征

1. 发病初期症状

少数病人出现前驱期症状,表现颇似重感冒,全身不适、乏力倦怠、食欲减退、肌肉和大关节酸痛、头痛、失眠、出汗等。大部分患者起病急,没有前驱期症状,发病一开始就表现为恶寒、发热、多汗等急性期症状。

2. 主要症状

(1) 发热 典型病例表现为波状热,常伴有寒战、头痛等症状,可见于各期患者。部分病例可表现为低热和不规则热型,且多发生在午后或夜间。

(2) 多汗 急性期病例出汗尤重,可湿透衣裤、被褥。

(3) 肌肉和关节疼痛 为全身肌肉和多发性、游走性大关节疼痛。部分慢性期病例还可有脊柱(腰椎为主)受累,表现为疼痛、畸形和功能障碍等。

(4) 乏力 几乎全部病例都有此表现。

(5) 肝、脾及淋巴结肿大 多见于急性期病例。

(6) 其他 男性病例可伴有睾丸炎,女性病例可见卵巢炎;少数病例可有心、肾及神经系统受累表现。

(三) 临床检查

1. 血象

白细胞计数多正常或偏低,淋巴细胞相对增多,有时可出现异常淋巴细胞,少数病例红细胞、血小板减少。

2. 血沉

急性期可出现血沉加快,慢性期多正常。

(四) 鉴别诊断

1. 伤寒、副伤寒

伤寒、副伤寒患者以持续高热、表情淡漠、相对缓脉、皮肤玫瑰疹、肝脾肿大为主要表现,而无肌肉和关节疼痛、多汗等布病表现。实验室检查血清肥达反应阳性,伤寒杆菌培养阳性,布病特异性检查阴性。

2. 风湿热

布病与风湿热均可出现发热及游走性关节痛,但风湿热可见风湿性结节及红斑,多合并心脏损害,而肝脾肿大、睾丸炎及神经系统损害极为少见。实验室检查抗链球菌溶血素"O"为阳性,布病特异性检查阴性。此外,水杨酸制剂对风湿热有明显疗效,而用于布病只能暂时缓解疼痛。

3. 风湿性关节炎

慢性布病和风湿性关节炎均是关节疼痛严重,反复发作、阴天加剧。风湿性关节炎多有风湿热的病史,病变多见于大关节,关节腔积液少见,一般不发生关节畸形,常合并心脏损害,血清抗链球菌溶血素"O"滴度增高,布病特异性实验室检查阴性有助于鉴别。

4. 其他

布病急性期还应与结核病、败血症等鉴别,慢性期还应与其他关节损害疾病及神经官能症等鉴别。

三、实验室检查

1. 血清学

(1) 平板凝集试验 琥红平板(RBPT)或平板凝集试验(PAT)结果为阳性,用于初筛。

(2) 试管凝集试验(SAT) 滴度为 1:100 ++ 及以上,或病程一年以上滴度 1:50 ++ 及以上;或半年内有布鲁氏菌疫苗接种史,滴度达 1:100 ++ 及以上者。

(3) 补体结合试验(CFT) 滴度 1:10 ++ 及以上。

(4) 布病抗-人免疫球蛋白试验(Coomb's) 滴度 1:400 ++ 及以上。

2. 病原学检查

血液、骨髓、关节液、脑脊液、尿液、淋巴组织等培养分离到布鲁菌。急性期血液、骨髓、关节液阳性率较高,慢性期阳性率较低。

四、流行病学

(一) 流行三环节

1. 传染源

疫畜是布病的主要传染源,我国大部分地区羊是主要传染源;与人类有关的传染源主要是羊、牛及猪,其次是鹿、犬。患者也可以从乳汁、脓汁、尿、阴道分泌物向外排菌,但人传人的实例很少见到,人作为传染源的意义不太。

2. 传播途径

布鲁菌可通过皮肤黏膜、消化道、呼吸道侵入机体。人感染途径与职业、饮食、生产生活习惯有关。

(1) 经皮肤黏膜直接接触传染 直接接触病畜或其排泄物、阴道分泌物、娩出物;或在饲养、挤奶、剪毛、屠宰以及加工皮、毛、肉等过程中;或从事布氏菌实验室操作,制备布氏菌苗、抗原、抗血清等生物制剂中没有注意防护。可经皮肤微伤或眼结膜受染,也可间接接触病畜污染的环境及物品而受染。

(2) 经消化道传染 食用被病菌污染的食品、水或食生乳以及未熟的肉、内脏而受染。

(3) 经呼吸道传染 病菌污染环境后形成气溶胶,可发生呼吸道感染。这三种途径在流行区可两种或三种途径同时发生。

(4) 其他 如苍蝇携带,蜱叮咬也可传播本病,但重要性不大。

3. 人群易感性

人类普遍易感,病后可获得一定免疫力,但是有限的,持续时间约为 1~2 年。不同种布鲁菌间有交叉免疫,疫区居民可因隐性染病而获免疫。

4. 流行特点

本病一年四季均可发病。羊种布鲁菌流行区有明显的季节高峰,我国北方牧区羊群流行高峰在 2 月~4 月,人类发病高峰在 4 月~5 月,夏季剪毛和奶食多,也可出现一个小高峰。流行区在发病高峰季节可呈点状暴发流行,牛种菌布病则夏季稍多些,猪种菌布病季节性不明显。患病与职业有密切关系,兽医、畜牧者、屠宰工、皮毛工等明显高于一般人群。发病年龄以青壮年为主,男多于女。牧区感染率高于农区,农区高于城镇。

五、防控措施

（一）管理传染源

布病防治工作要因地制宜地采取以畜间免疫、检疫、淘汰病畜为主导的综合性防治措施。只有控制和消灭畜间布病这一传染源,才能防止人间布病发生。

（二）切断传播途径

加强对畜产品的卫生监督,禁食病畜肉及乳品。防止病畜或患者的排泄物污染水源。对农牧民、兽医、屠宰加工人员及与畜产品接触者等高危人群,要进行宣传教育,做好个人防护。

（三）开展健康教育

通过健康宣传和教育,普及布病预防知识,提高公众自我保健能力。

（四）保护易感人群

用布鲁菌苗给人群预防接种,可以使机体的免疫水平、抗病能力有一定的提高,是保护易感人群免感染的方法之一。但由于目前使用的菌苗保护力有限,持续时间较短,连续使用可产生一定的不良反应。因此,只有在布病暴发或流行时,对严重威胁人群,或在紧急状态时,如生物恐怖袭击等,才可用菌苗进行预防接种。

第四节 霍 乱

霍乱(cholera)是由 O1 血清群或 O139 血清群霍乱弧菌引起的急性肠道传染病,属甲类传染病和检疫传染病。该病以发病急、传播快、波及范围广、能引起大范围乃至世界性的大流行为特征。1883 年首次分离出霍乱弧菌；1892 年国际卫生会议将霍乱纳入国际卫生检疫疾病。其后，病原学研究证明第 6 次霍乱世界大流行由 O1 群霍乱弧菌古典生物型（Classical biotype）引起；而目前的第 7 次大流行（始于 1961 年）的病原菌则为 O1 群的埃尔托生物型（El Tor biotype，以前将该菌引起的霍乱称为"副霍乱"），至今已波及五大洲 140 个以上的国家和地区，目前尚无停息的迹象。1992 年 10 月，印度和孟加拉相继出现一种 O139 群产毒菌株引起的新型霍乱暴发流行，目前 O139 群霍乱还局限在东南亚部分国家。

一、病原学

（一）病原分类

霍乱弧菌属于弧菌属的 36 个种之一。霍乱弧菌为革兰阴性细菌，短小稍弯曲的杆状菌，无芽胞，无荚膜，菌体两端钝圆或稍平，一般长 1.5 ~ 2.0 μm，宽 0.3 ~ 0.4 μm。菌体单端有一根鞭毛，常可达菌体长度的 4 ~ 5 倍，运动极为活泼，在暗视野显微镜下观察，呈快速穿梭状。O139 群霍乱弧菌的形态及运动与 O1 群霍乱弧菌相似，但 O139 群霍乱弧菌在电镜下一般可见菌体周围包绕着一层比较薄的荚膜。

霍乱弧菌在普通培养基中生长良好，培养温度以 37℃ 最为适宜，可繁殖的酸碱度（pH）为 6.0 ~ 9.2，适宜的 pH 为 7.2 ~ 7.4。因此，用于初分离的选择性培养基和增菌培养基的 pH 选择 8.4 ~ 8.6（也有使用 pH 9.2 的培养基），可抑制其他细菌生长。

（二）病原特征

根据表面脂多糖抗原（O 抗原）的不同，目前已鉴定到 O1 群、O139 群和非 O1/非 O139 群霍乱弧菌等 210 余个血清群。O1 群霍乱弧菌的生化特性能发酵蔗糖、甘露糖，而不发酵阿拉伯糖。O1 群包括古典生物型和埃尔托生物型，按菌体抗原成分的不同可分成 3 个血清型，即小川型、稻叶型、彦岛型。O139 群霍乱弧菌不与 O1 群血清发生凝集，对多黏菌素 B 不敏感及对鸡红细胞凝集试验阳性。

（三）理化特性

霍乱弧菌对热、干燥、消毒剂和直射日光都很敏感，加热是杀死弧菌的最好方法。一般煮沸 1 ~ 2 min 即可被杀灭，干热 100 ℃ 亦可杀死，0.2% ~ 0.5% 的过氧乙酸溶液可立即将其杀死，正常胃酸中仅能存活 5 min。但在自然环境中存活时间较长，如在江、河、井或海水中能生存 1 ~ 3 周，在鱼、虾和贝壳类食物中可存活 1 ~ 2 周。

二、临床表现

（一）潜伏期和传染期

1. 潜伏期

绝大多数为 1～2 d,可短至数小时或长达 5～6 d。

2. 传染期

潜伏期末即具有传染性,症状期传染性最大,多数病人于恢复期 2 周内停止排菌,个别可超过 3 个月。

（二）临床症状和体征

1. 典型病例的临床表现

病程可分三期。

（1）泻吐期　大多数病例起病急,无明显前驱期,多以剧烈腹泻开始,继以呕吐,大多无腹痛,亦无里急后重,少数有腹部隐痛或腹部饱胀感,个别可有阵发性绞痛。每日大便数次或更多,少数重型患者粪便从肛门可直流而出,无法计数,排便后一般有腹部轻快感。大便性状初为稀便,后即为水样便,以黄水样或清水样为多见,少数为米泔样或洗肉水样(血性)。少数患者恶心,呕吐呈喷射状,呕吐物初为食物残渣,继为水样,与大便性状相仿。一般无发热,少数可有低热,儿童发热较成人多见。此期可持续数小时至 2～3 d 不等。

（2）脱水期　由于严重泻吐引起水及电解质丧失,可出现脱水和周围循环衰竭。患者烦躁不安,口渴,眼窝深陷,声音嘶哑。腹下陷呈舟状,皮肤皱缩、湿冷且弹性消失,指纹皱瘪,酷似"洗衣工"手。此时患者脱水已达体质量的 10% 以上,由于血容量显著下降而导致循环衰竭,患者极度无力,神志不清,血压下降,可使肾供血不足而出现少尿或无尿,血中尿素氮增高,HCO_3^- 下降,出现代谢酸中毒和急性肾功能衰竭。严重泻吐使大量电解质丢失,低钠可引起腓肠肌及腹直肌痉挛;低钾可引起全身肌肉张力减低甚至麻痹、心律失常;碳酸氢根离子大量丧失可产生代谢性酸中毒。此期一般为数小时至 2～3 d。

（3）恢复期　脱水纠正后,大多数患者症状消失,尿量增加,体温回升,逐渐恢复正常,病程平均 3～7 d,少数可长达 10 d 以上(多为老年患者或有严重合并症者)。

2. 临床分型

根据病情程度可分为轻、中、重三型,一般重型少,轻型多。因此,轻型霍乱常易被人们所疏忽而漏诊,须加警惕。根据临床表现常可将霍乱患者分为典型病例(中、重型)、非典型病例(轻型)及中毒型病例(干性霍乱),分述如下。

(1)典型病例 包括中、重型患者,其临床表现相似,后者脱水及循环衰竭较前者为重。

(2)非典型病例(轻型) 症状常不明显,起病较缓,大多数患者仅有轻度腹泻,极少数伴有呕吐,大便次数每日2次以上,但一般不超过10次,大便性状为软便、稀便或黄水样便,个别带黏液或呈血性,一般无发热、腹痛、里急后重,少数有腹部隐痛,个别有发热及腹部阵发性绞痛,儿童可有高热,绝大多数患者能照常进食及起床活动,腹泻次数较多者可有轻度脱水表现,但神志、血压、脉搏均正常。

(3)中毒型病例(干性霍乱) 是一种特殊的临床类型,起病后迅速进入休克状态,无泻吐或泻吐较轻,无脱水或仅轻度脱水,但有严重中毒性循环衰竭,这种类型极为罕见。

(三)临床检查

1. 血常规

因患者脱水致使血液浓缩,使红细胞压积和血浆比重升高。周围血液除红细胞及血红蛋白相对增高外,白细胞可增至$(10 \sim 30) \times 10^9$ /L,分类中可见中性粒细胞及大单核细胞增多。

2. 粪便常规检查

可见黏液,镜检仅见少数红、白细胞。

(四)鉴别诊断

霍乱属于毒素介导性腹泻,需与其他病原微生物所引起的肠毒素性、侵袭性及细胞毒性腹泻疾病相鉴别。需与之鉴别诊断有:急性胃肠炎、急性细菌性痢疾、大肠杆菌性肠炎、鼠伤寒沙门菌感染、空肠弯曲菌肠炎、耶尔森氏菌、气单胞菌及其他寄生虫性肠炎、病毒性肠炎。

三、实验室检查

患者标本主要为采集的粪便和呕吐物,标本应尽可能在发病早期采集。标本采集后应尽快送到实验室检测,如果标本不能在2 h内送达,应插入Cary-Blair运送培养基或碱性蛋白胨水中运送。

(一)细菌培养

将吐泻物直接或先经碱性胨水增菌后取上层培养物,接种于庆大霉素琼脂平板或碱性琼脂平板,选择可疑或典型菌落(在庆大霉素琼脂平板和碱性琼脂平板上生长的可疑菌落均呈现无色、圆形、透明或半透明、表面光滑、润湿、扁平或者稍凸起、边缘整齐、菌落直径一般约为 2 mm；在含有亚碲酸钾的庆大霉素平板上生长的菌落中央常呈灰色或者灰黑色，并随着培养时间的延长而加深），应用 O1 群和 O139 群霍乱弧菌"0"抗原的抗血清作玻片凝集试验，并结合生化实验结果进行鉴定。

（二）制动试验

将病例的粪便或呕吐物标本分别滴在玻片上，直接镜检（推荐使用暗视野或相差显微镜）。如果存在霍乱弧菌，一般可见具有流星状运动的细菌。当加入霍乱弧菌 O1 群或 O139 群诊断血清后，如果观察到细菌运动停止，凝结成块，则判断制动试验阳性。

（三）基于胶体金的免疫层析检测

取新鲜粪便于稀释液中，经反复吹打后，向检测卡的样品孔内滴加样品液，观察结果。

（四）核酸检测

直接从标本、标本增菌液以及分离的菌株中提取核酸作为模板，进行 PCR 扩增检测。目前多使用霍乱毒素基因 ctxAB、外膜蛋白基因 ompW 等作为检测靶基因。另外，针对 O1 群/O139 群脂多糖合成基因 lps，也设定为检测靶基因，以快速区分标本中 O1 群、O139 群霍乱弧菌。

目前对于霍乱弧菌病例的确认，仍以获得霍乱弧菌菌株为标准，制动试验和基于胶体金的免疫层析检测以及核酸扩增检测为辅助检测方法，结果阳性或可疑阳性时，可立即对标本进行菌株分离。

四、流行病学

（一）流行三环节

1. 传染源

患者和带菌者是霍乱的主要传染源，其中轻型和隐性感染者由于病情轻不易确诊，因而不能及时隔离和治疗，在疾病传播上起着重要作用。

2. 传播途径

患者及带菌者的粪便和排泄物污染水源和食物后可引起传播，日常的生活接触和苍蝇等媒介生物也可起到传播作用，其中水的作用最为突出，往往引起大的暴发流行。近年来通过海水产品等食物型传播造成局部暴发流行的事例也日益增多。

3. 易感人群

无论种族、年龄和性别，人群对霍乱弧菌普遍易感，但受胃酸及免疫能力等个体因素影响，感染后并非人人都发病。人体感染霍乱弧菌后获得一定的免疫保护,但并不排除少数人病后再次感染的可能性。

（二）流行特征

霍乱在热带地区全年均可发病。但我国流行季节多为夏秋季节,以7月～10月为多。不同职业发病率有一定差别,如渔民、船民、农民等发病较多。近年来流动人口作为一个特定群体,已成为某些地区中的主要发患者群,这与他们的经济水平、居住条件、卫生条件和卫生习惯等有关。

五、预防控制

霍乱防治必须贯彻"预防为主"的方针,坚持"标本兼治、治本为主"的原则,深入开展宣传教育,普及以霍乱为重点的肠道传染病防治知识,充分发挥各级医疗机构在监测与防治中的重要作用,有针对性地制定本地区的预防控制规划。要抓早、抓紧、抓落实,采取以"三管一灭"为中心的综合性预防措施,逐步减少和控制本病发生和流行的因素。

（一）一般性措施

1. 健康教育

在霍乱流行季节来临之际,密切配合新闻媒体,通过多种渠道广泛宣传肠道传染病防治知识,宣传饮食卫生,提倡喝开水,不吃生食,生吃瓜果要洗净,食物制作加工要生熟分开,饭前便后要洗手,有泻早治等,提高群众自我保健意识和能力。

2. 开展霍乱监测

霍乱监测是霍乱防治工作中一项重要措施。通过腹泻病门诊对腹泻患者进行登记和检索,做到"逢泻必登,逢疑必检",及时发现病例及时处理;根据流行病学指征及防控工作的需要,选择一定的时机、地区和对象进行重点人群监测对各类易污染水源,海、水产品和食品以及其他外环境进行监测,为霍乱防制提供科学依据。

（二）针对性措施

1. 控制传染源

对患者、疑似患者和带菌者应实行就地(近)隔离治疗,严格解除隔离管理。

对密切接触者进行医学观察,跟踪5d健康状况,开展卫生宣教,告知医学观察内容,接受便检,不能参加聚餐、集会等活动。

2. 切断传播途径

认真做好疫点随时消毒和终末消毒,对患者、疑似患者和带菌者吐泻物及其污染过的场所、物品等进行彻底消毒处理。同时改善环境卫生,加强饮水消毒和食品管理以及粪便管理等。

3. 提高人群免疫力

预防接种是有效防控霍乱疫情的特异性措施,目前已有口服霍乱疫苗可以使用,一类是将灭活霍乱弧菌菌体加表达纯化的霍乱毒素 B 亚单位(rBS-WC),另一类是简化的仅含灭活菌体的口服疫苗。WHO 提出在霍乱出现地方性流行时,需要实施的控制措施包括开展适当的治疗、改善饮用水卫生和卫生设施以及动员社区参与等,同时可考虑把接种霍乱疫苗作为辅助性措施之一,但不应干扰前述主要控制措施的开展。

第五节 结核病

结核病是由结核分枝杆菌(简称结核菌)感染后,由于人体抵抗力下降所引起的慢性传染病。结核菌侵害肺部引起的结核病称为肺结核病,结核病患者中大约80%以上是肺结核。在 17、18 世纪欧洲工业革命时期,结核病曾广泛流行,被称为"白色瘟疫",当时记载每 38 个死亡者中就有 1 人死于结核病。我国古代把结核病称为"痨病",有着"十痨九死"的说法。自 20 世纪 40年代中期起,继链霉素、对氨水杨酸,以及异烟肼、利福平等抗结核特效药物的发现,结核病曾不断减少。然而 20 世纪 80 年代后期以来,受流动人口增加、HIV/AIDS 流行以及耐药性结核病增多等因素的影响,全球结核病流行再次加剧。世界卫生组织(WHO)于 1993 年史无前例地宣布"全球结核病紧急状态"。据 WHO 估算,全球现有结核患者约 2 000 万,每年新发生的结核病患者数为 800 ~ 1 000 万人,每年有 200 万人死于结核病。我国是世界上 22 个结核病高负担国家之一,患者人数位居全球第二位。

一、病原学

(一)病原分类

结核分枝杆菌在分类上属于裂殖菌纲、放线菌目、分枝杆菌科、分枝杆菌属。结核分枝杆菌复合群包括人型、牛型、非洲型和鼠型。人结核分枝杆菌是引起人类结核病的主要病原体。

(二)病原特征

结核分枝杆菌多数为杆状,稍弯曲,菌体宽度 0.3 ~ 0.6 μm,菌体长度在 0.5 ~ 8 μm 之间,多数在 1.5 ~ 3.5 μm,少数菌体较长者可呈螺旋状。菌体成分复杂,主要是类脂质、蛋白质和多糖类。结核分枝杆菌染色后,可抵抗盐酸

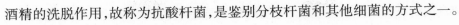

酒精的洗脱作用,故称为抗酸杆菌,是鉴别分枝杆菌和其他细菌的方式之一。

（三）理化特性

结核分枝杆菌对酸、碱、自然环境和干燥抵抗力强,在干燥痰内可存活6～8个月,但对湿热、乙醇和紫外线敏感,抵抗力弱,如75%乙醇作用数分钟、液体中加热62 ℃～63 ℃ 15 min、直接日光照射数小时均可被杀死。

二、临床表现

（一）潜伏期和传染期

肺结核的潜伏期因人而异,有的人受到感染后可以在几个月内发病,有的人可能若干年后才发病。人感染了结核菌后,在其一生中,发生结核病危险的可能性约为10%。一般患者接受正规的抗结核治疗后2～4周即不具有传染性。

（二）临床症状和体征

发热为最常见的全身症状,多为长期午后潮热,即下午或者傍晚开始升高,次日清晨降至正常。部分患者有倦怠、乏力、盗汗、血液系统异常、食欲减退、失眠、体重减轻等症状。

咳嗽常是肺结核患者就诊的一个首要症状,咳嗽较轻,干咳或者咳少量黏液痰。当有空洞形成时,痰量较多,若合并其他细菌感染,痰液可成脓性。若合并支气管结核,表现为刺激性咳嗽,1/3～1/2的患者有咯血,结核累及胸膜时可以表现为胸痛,为胸膜性胸痛。

（三）临床检查

结核菌素（PPD）试验对儿童、少年、青年的结核病诊断有参考意义。在患者左前臂掌侧前1/3中央皮内注射0.1 mL PPD。72 h（48～96 h）检查反应。以局部皮下硬结为准。硬结平均直径在5 mm以下或无反应者为阴性,平均直径5～9 mm为一般阳性,10～19 mm为阳性,≥20 mm或虽＜20 mm但局部出现水泡和淋巴管炎为强阳性反应。结核菌素试验反应愈强,对结核病的诊断,特别是对婴幼儿的结核诊断愈有意义,但结核菌素试验阴性,也不能排除结核杆菌感染。结核抗体检测、γ-干扰素释放试验也为结核病的诊断提供参考。

（四）鉴别诊断

肺结核的症状、体征和影像学表现同许多胸部疾病相似,在诊断时应注意与其他疾病相鉴别。

1. 浸润性肺结核与细菌性肺炎、肺真菌病的鉴别

细菌性肺炎常有受凉史,多伴血白细胞升高,抗感染治疗病灶吸收较快;

肺真菌病有长期应用抗生素、免疫抑制剂或患有免疫疾病史,痰真菌培养阳性,抗真菌治疗有效。

2. 肺结核球与周围性肺癌、炎性假瘤和肺隔离症的鉴别

周围性肺癌患者常以咳嗽、胸痛就诊或体检发现病灶,病灶多有分叶、毛刺,多无卫星病灶,肺穿刺活检常能确诊;炎性假瘤是一种病因不明炎性肉芽肿病变,患者以前曾有慢性肺部感染史,抗炎治疗病灶逐渐缩小;肺隔离症以20岁年轻人较多,病变好发于肺下叶后基底段,以左下肺多见,密度均匀、边缘清楚,血管造影及肺放射性核素扫描可见单独血供,可确诊。

3. 血行播散性肺结核与支气管肺泡细胞癌、肺含铁血黄素沉着症的鉴别

肺泡细胞癌患者胸闷症状明显,病灶多发生于双肺中下肺野,分布不均匀;肺含铁血黄素沉着症患者有反复咳嗽、咯血及缺铁性贫血症状,有过敏、二尖瓣狭窄、肺出血—肾炎综合征等病史,阴影中下肺野分布较多,患者痰巨噬细胞内发现含铁血黄素颗粒可助诊断。

4. 肺结核空洞与癌性空洞、肺囊肿和囊性支气管扩张的鉴别

肺癌性空洞洞壁多不规则,空洞内可见结节状突起,空洞增大速度较快;肺囊肿为肺组织先天性异常,多发生在肺上野,并发感染时,空腔内可见液平;囊性支气管扩张多发生在双肺中下肺野,患者常有咳大量脓痰、咯血病史,薄层 CT 扫描或碘油支气管造影可助诊断。

三、实验室检查

痰涂片显微镜检查是发现传染性肺结核患者最主要的方法,有条件的地区可以开展分枝杆菌分离培养。

(一)痰涂片检查

肺结核可疑症状者应送检 3 份痰标本(夜间痰、清晨痰和即时痰)。如果无夜间痰,在留取清晨痰后 2~3 h 再留取一份痰标本,或在送检时,留取两份即时痰。使用姜尼抗酸染色法,用双目光学显微镜(目镜 10×,油镜 100×)镜检。根据不同视野,抗酸杆菌发现情况报告结果:抗酸杆菌阴性(—)和抗酸杆菌阳性(+~++++)。

(二)分枝杆菌分离培养

分枝杆菌分离培养检查法,是当前结核病确诊最可靠的方法。使用改良罗氏培养基,取消化后痰液混匀,用无菌吸管取标本 0.1 mL,均匀接种在整个培养基斜面,每份标本接种 2 支培养基,接种后斜面向上于 37 ℃恒温培养箱内。接种后应每周观察细菌生长情况,阳性生长者经涂片姜尼氏染色法验证后随时报告结果,培养至 8 周仍未见细菌生长者,报告分枝杆菌培养阴性。观

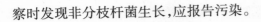

察时发现非分枝杆菌生长,应报告污染。

四、流行病学

(一)流行三环节

1. 传染源

活动性肺结核患者尤其是痰中带菌的肺结核患者是结核病的主要传染源。

2. 传播途径

结核分枝杆菌可通过呼吸道、消化道或皮肤损伤处侵入易感机体,引起多种组织器官的结核病,其中以通过呼吸道引起肺结核为最多。因此,主要传播形式包括:

(1)咳嗽传播　肺结核患者在打喷嚏、咳嗽、吐痰、谈话或者唱歌时,形成含结核杆菌的生物气溶胶(飞沫微滴),因这些微小的、带有大量结核菌的飞沫长时间飘浮在空气中,人们吸入后就会造成感染。咳嗽传播是肺结核传播的主要途径。

(2)尘埃传播　传染性肺结核患者如果随地吐痰,带有结核菌的痰经过干燥后,随空气飞扬,形成微小的飘浮尘埃,人们吸入后也可能造成感染。

3. 易感人群

我国人群中约1/2感染过结核分枝杆菌,并且治愈后患者可再次感染结核分枝杆菌而发病,因此人群对结核分枝杆菌普遍易感。与尚未被发现和治疗不彻底的排菌的肺结核患者有密切接触的人,如家庭成员、同学、同事等;与患者接触的医务人员;从结核病低流行地区到高流行地区工作或学习的人员;免疫功能低下和肺部防御能力减弱的人群,更容易感染结核杆菌。

(二)流行特征

我国结核病感染率高,发病率高,结核病流行病学调查显示结核病发病呈2个高峰,青壮年和老年患者多,患者中农村人口占多数,无明显的季节性变化。

五、预防控制

(一)一般性措施

肺结核病的一般性预防重在保护和增强人体的抵抗力,而养成良好的卫生习惯是预防肺结核的经常性措施,应教育患者咳嗽时要用手帕捂住嘴,不要面对他人打喷嚏,大声喊叫说话,不可随地吐痰。痰液应放在一个容器中进行消毒处理后丢弃,最好吐在纸上,用火烧掉,绝不要未经消毒处理便倒入水池、便池或菜地里。

新生儿出生后,只要婴儿发育正常,24 h 内应接种卡介苗,对预防婴幼儿结核病,特别是粟粒型结核和结核性脑膜炎有一定作用。

（二）针对性措施

1. 积极发现和治愈患者

积极发现和治愈传染性肺结核患者,是结核病控制最有效、最符合成本/效益的疾病控制干预措施。也就是说,目前预防和控制结核病的最有效措施就是及时发现并正规治愈结核患者。控制和治愈结核病传染源的最有效方法就是直接面视下短程化学疗法,应用该方法能使结核病传染源短期内失去传染性,避免耐药患者发生、显著地减少复发和得到彻底治愈。肺结核的化疗必须坚持早期、联合、适量、规律、全程五项原则。

加强社会公众的自我保健意识,如果有肺结核可疑症状,应及时到医院就医,并做必要的检查,如拍摄胸部 X 光片、痰涂片检查、结核菌素试验等,以便早日确诊。胸部 X 线检查是诊断肺结核的重要方法之一,且简便易行;但更重要的是痰结核菌检查,这对确定肺结核病诊断,了解患者是否是排菌的传染性肺结核病起着决定性的作用。

在排菌患者痰菌未转阴前,进行适当隔离也是十分必要的。采取住院治疗或分室单独居住,室内最好不用空调,经常开窗通风,否则居室空气应定期消毒（如按规定操作使用紫外线照射灭菌）。

2. 患者的密切接触者随访

患者的密切接触者应到结核病诊治定点机构进行检查,发现患病者应及时治疗;如果无异常,3～6 个月后最好再进行一次检查。如果婴幼儿、学生或免疫力低下人群检查发现 PPD 强阳性,则应在医生指导下采取预防性服药;其他感染者应注意在出现肺结核症状时及时检查。

3. 环境消毒

消毒方法有物理消毒法和化学消毒法,针对结核患者生活用品的消毒,主要采用安全有效的物理消毒法。常用的方法有:

（1）湿热消毒 湿热对结核杆菌的杀伤力较强,100 ℃几分钟即可杀死。煮沸消毒是湿热消毒中最简单有效的方法,适用于患者用过的食具、茶具、毛巾、内衣等。

（2）干热消毒 适用于患者用过的废弃物和痰液,患者可将痰吐入纸或纸杯或塑料袋里等一次性用品中,集中焚烧。

（3）日光照射消毒 结核菌对光线和射线较敏感,直接阳光下 2 h 可被杀灭。日光具有热、干燥和紫外线的作用,适用于患者的衣服、被褥、毛皮、毛织品、书籍、报刊等,把这些物品置于比较强烈的日光下暴晒 2 h 即可,冬季可延长暴晒的时间。

（4）紫外线消毒　结核菌在紫外线照射下 20～30 min 死亡,适用于室内空气和物品表面的消毒。

第六节　淋　病

淋病是一种古老的性传播疾病(sexually transmitted disease，STD)，1879年由 Neisser 首先发现并分离出致病菌——淋病奈瑟菌(简称淋球菌)，性途径传播是成人的主要传播方式，人是淋球菌的唯一宿主，属乙类传染病。淋病的潜伏期短，传染性强，可在短期内迅速蔓延，如果诊治不及时、规范，其后果将很严重。

淋病在世界范围内的流行都非常广泛，也是我国目前流行和重点监测的性传播疾病之一，年报告病例数一直处于我国法定报告传染病的前列。我国东部和南部沿海是淋病的高发地区。

一、病原学

（一）病原分类

淋球菌是变形杆菌门(*Proteobacteria phy. nov*)，贝塔变形杆菌纲(*Betapro-teobacteria*)，奈瑟球菌目(*Neisseriales*)，奈瑟球菌科(*Neisseriaceae*)，奈瑟球菌属(*Neisseria*)的革兰阴性双球菌，对人有致病性，专性细胞内寄生的细菌，属于原核微生物。

（二）病原特征

初次分离时，需在含有动物蛋白的培养基上，国内常用血液琼脂、巧克力琼脂、TM 琼脂等培养基，且含有 5%～10% CO_2 的条件下才能生长。淋球菌为直径 0.5～1 mm 的圆形稍隆起，湿润光滑，半透明，有黏性的露滴状菌落。淋球菌的生化反应不发达，只分解葡萄糖，产酸不产气，不分解麦芽糖及蔗糖。氧化酶和过氧化氢酶试验均阳性，这些生化特性在实验室诊断上有一定意义。

（三）理化特性

淋球菌抵抗力弱，不耐干燥和寒冷，对一般消毒剂敏感，在 1∶4 000 硝酸银溶液中 7 min 死亡，1% 石炭酸溶液中 3 min 内死亡;淋球菌在完全干燥环境下只能存活 1～2 h，对温度变化敏感，超过 38 ℃ 或低于 30 ℃ 则不能生长，在培养基上室温放置 1～2 d 即可死亡，在 39 ℃ 存活 13 h，50 ℃ 仅能存活 5 min。如果在不完全干燥的衣裤、被褥、毛巾、玩具上则可存活 18～24 h。

（四）抗生素敏感性

由于抗生素的滥用，抗生素的质量和淋球菌本身的突变，造成淋球菌对抗生素产生了不同程度的耐药性。在某些国家的淋病患者中甚至出现了对包括第三代头孢菌素在内的所有抗生素都耐药的"超级淋病致病菌"。所以，对淋病患者开展规范的诊疗，是淋病防治的关键环节。

二、临床表现

1. 男性淋病

男性感染淋球菌后的潜伏期为 1 ~ 14 d，平均 3 ~ 5 d。表现为尿道炎症状，初起为尿道红肿、发痒及轻微刺痛，逐渐尿痛加剧，排尿困难，分泌物增多，开始为稀薄，逐渐转为黄色脓性。少数患者有微热疲乏症状，两侧腹股沟淋巴结肿大。

淋菌性尿道炎反复发作或不及时治疗，黏膜下层炎症可形成瘢痕，引起尿道狭窄，如果细菌上行，还可并发前列腺炎、精囊炎、附睾炎和输精管炎，表现为尿道口有分泌物，体检前列腺或附睾肿大有压痛或触痛，输精管炎还可引起输精管阻塞导致不育。

2. 女性淋病

女性感染淋球菌症状较男性不明显。如果感染尿道引起尿道炎，表现为尿频、尿痛，排尿时可有烧灼感，尿道口红肿，可见少量脓性分泌物。如果感染宫颈则引起宫颈炎，表现为阴道分泌物增多并有异味，分泌物黏稠发黄，宫颈红肿糜烂，有触痛或性交痛，偶有腰痛或下腹痛。值得注意的是，80% 的女性患者长期没有症状或症状轻微，但仍具有传染性。女性淋病如果不及时治疗，淋球菌可上行入盆腔，引起子宫内膜炎、输卵管炎、盆腔腹膜炎及肝周围炎等。

3. 淋菌性结膜炎

淋病孕妇分娩时可通过产道感染新生儿眼结膜引起新生儿淋菌性结膜炎，常在出生后 4 ~ 21 d 出现症状，多为双侧。成人淋菌性结膜炎常因患者自身或性伴淋球菌感染分泌物通过手指或毛巾污染眼部引起，多为单侧。淋菌性结膜炎主要表现为分泌物增多，逐渐黏稠呈脓性，结膜水肿、充血，如果不及时治疗可引起角膜混浊、溃疡、虹膜睫状体炎，导致失明。

（二）诊断和鉴别诊断

1. 诊断

淋病的诊断需依据接触史、临床表现和实验室检查。临床表现出现前有多性伴、不安全性行为或性伴感染史；与淋病患者的密切接触史、儿童受性虐待史及新生儿母亲有淋病史等具有重要参考价值。男性患者尿道分泌物涂

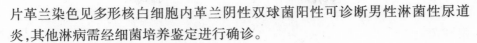

片革兰染色见多形核白细胞内革兰阴性双球菌阳性可诊断男性淋菌性尿道炎,其他淋病需经细菌培养鉴定进行确诊。

2. 鉴别诊断

同一患者也有可能同时患有淋病和生殖道沙眼衣原体感染,因此诊断淋病并不能排除生殖道沙眼衣原体感染的存在。女性患者,淋病还应与阴道滴虫病、外阴阴道念珠菌病、细菌性阴道病等阴道感染鉴别。

三、实验室检查

(一)标本采集

男性尿道炎急性期患者用无菌棉拭子蘸取尿道内脓性分泌物,非急性期患者用无菌细小棉拭子深入尿道 2 ~ 4 cm,转动拭子后取出。女性患者先用无菌棉拭子擦去宫颈口分泌物,再用另一棉拭子深入宫颈内 1 cm 处旋转取出分泌物。患结膜炎的新生儿,取结膜分泌物。因淋球菌对体外环境抵抗力极低且易自溶,故采集标本后应立即送至实验室。

(二)检验方法

1. 直接涂片检查

将脓性分泌物涂片,革兰染色后镜检。如果在多形核白细胞内发现有革兰阴性双球菌时,结合临床症状可初步诊断。男性尿道分泌物阳性检出率可达98%,女性较低,仅50% ~70% 。

2. 分离培养

细菌培养是目前淋病实验室诊断的标准的方法。将所取标本接种在预温的巧克力平板。为提高阳性率,常采用选择性培养基(TM、ML),该培养基含有万古霉素、黏菌素、制霉菌素等多种抗菌药物,可抑制各种杂菌生长,有利于淋病奈瑟菌的生长和检出。接种后置 37 ℃ ,5% ~10% CO_2 环境下培养 24 ~48 h 后,取可疑菌落进行涂片镜检,并做氧化酶、糖发酵或协同凝集和直接免疫荧光实验等予以鉴定。

3. 核酸检测

目前常采用核酸扩增技术检测淋病奈瑟菌,这类技术具有敏感、特异、相对快速等特点,适合在具备基因诊断实验室资质的医疗单位开展。

四、流行病学

(一)流行三环节

1. 传染源

(1)淋病患者 现症淋病患者是淋病的最主要传染源,由于在患者的生殖道内存在大量的淋球菌,所以,同淋病患者发生无保护的性行为极易感染淋球菌。

(2)淋球菌携带者　在淋病的潜伏期或者发病的早期,症状不明显,生殖道内无可见的病变及其他部位感染的携带者,也是淋病的重要传染源。由于男女生殖道结构的差异,女性是主要的淋球菌携带者。

(3)被淋球菌污染的物品(包括医源性)　被淋球菌污染过的物品,包括毛巾、马桶、浴池和器械等,也是可能感染淋球菌的源头。

2.传播途径

(1)性接触传播　是淋病的主要传播方式,成人的淋球菌感染几乎都是由于性接触而感染的,传播速度快,而且感染效率很高,男性在感染后 3～5 d 即可发病。

(2)非性接触传播　也称为间接接触传播,此种情况较少见,主要是接触被淋球菌分泌物污染的物品,如沾有分泌物的毛巾、脚布脚盆、衣被、马桶圈等均可传染。新生儿经过患淋病母亲的产道时,眼部也可感染,引起新生儿淋菌性眼炎,妊娠期妇女淋病患者可引起羊膜腔内感染,包括胎儿感染。没有经彻底消毒的被淋球菌污染过的医疗器械也可以感染人体。

3.人群易感性

人是淋球菌的唯一天然宿主。人群对淋球菌普遍易感,各年龄组都可能染病,20 岁～44 岁的性活跃人群是淋病发病的高危人群。人体在感染淋球菌后不会产生保护性抗体,所以淋病患者在治愈后,仍然会再次感染淋球菌,并且会产生典型的淋病症状。

(二)流行特点

由于人体对淋病无有效的自然免疫力,某些人群的再感染率较高,因此,淋病具有高期间发病率、低时点患病率的特点,其报告例数与患者数间存在较大差异。

五、预防控制

(一)加强宣传教育

目前尚无针对淋球菌的有效疫苗,不能通过预防接种途径保护易感人群,因此需通过加强性病防治知识等宣传教育,提高人民的道德素质,提倡洁身自爱,杜绝性滥,是防治包括淋病在内的性传播疾病的根本措施。

(二)个体防护措施

提倡性行为全程、正确使用安全套,尤其是在发生婚外性行为或商业性行为时,坚持每次性行为使用安全套。一般不主张系统使用抗生素作为预防措施,以避免发生耐药菌株及对抗生素过敏等问题。

（三）加强病例管理

动员患者或感染者、疑似患者前往正规性病诊疗机构就医,早期发现患者并给予合理、规范化治疗,并提供健康咨询服务及进行性接触者的追踪等。同时要加强对病例的管理,包括对患者衣物、毛巾、浴巾、床单被褥等进行煮沸消毒,对患者使用过的浴盆、便池等采用消毒剂消毒,告知患者及其家属不要互相共用衣物、毛巾、浴巾、床单、被褥、浴盆、便池等以免造成淋球菌家庭内传播。

（四）预防新生儿淋球菌性眼炎

在淋病高发地区,孕妇应于产前常规筛查淋球菌,最好在妊娠早、中、晚期各进行一次宫颈分泌物涂片镜检或淋球菌培养,以便早期诊断并彻底治孕妇患者。此外,新生儿在出生后一小时内用0.5%红霉素眼膏或1%硝酸银溶液滴眼一次,以预防新生儿淋球菌性眼炎。

第七节　流行性脑脊髓膜炎

流行性脑脊髓膜炎（下简称流脑）是由脑膜炎球菌（neisseria meningitis, Nm）引起的化脓性脑膜炎。致病菌由鼻咽部侵入血循环,最后局限于脑膜和脊髓膜,形成化脓性脑脊髓膜病变。主要临床表现为突起发热、头痛、呕吐、皮肤有瘀斑、瘀点及颈项强直等脑膜刺激征。脑脊液呈化脓性改变。本病遍见于世界各国,呈散发或大、小流行,以儿童发病率为高。

一、病原学

（一）病原分类

Nm属奈瑟菌属,为革兰阴性双球菌。

（二）病原特征

呈卵圆形或肾形,0.6~1.0 μm大小。常成对排列,临近两边扁平凹陷。电镜下可以观察到自患者分离的毒性菌株有微荚膜和菌毛。

（三）理化特性

细菌裂解可释放内毒素,为其致病的重要因素,也可产生自溶酶,在体外易自溶而死亡;同时对干燥、寒冷（低于30 ℃）、热力（高于50 ℃）、日光、紫外线及一般消毒剂均敏感,故标本采集后必须立即送检。对磺胺、青霉素、链霉素、金霉素等常用抗生素均敏感,但容易产生耐药性。

二、临床表现

（一）潜伏期和传染期

潜伏期为 2～10 d，一般为 3～4 d。

（二）临床症状和体征

发病初期表现为上呼吸道的一般感染症状，可有鼻咽部充血和分泌物增多，咽痛和低热。典型症状为：① 突然寒战、高热、恶心、呕吐、流涕、鼻塞、咽痛、全身疼痛、头痛加重；② 面色苍白、四肢发凉、皮肤发花并有散在的小出血点、唇周及指端青紫、唇周单纯疱疹；③ 烦躁不安、谵妄、昏迷或惊厥；④ 皮肤、黏膜瘀点典型或融合成瘀斑，血压明显下降、脉搏细速、脉压差缩小；⑤ 颈项强直、角弓反张、克氏征和布氏征阳性；⑥ 瞳孔大小不等、边缘不整、对光反应迟钝、眼球常凝视；⑦ 呼吸快慢及深浅不均或呼吸暂停；⑧ 幼儿发病多不典型，常见高热、呕吐、嗜睡外，还多见极度不安与惊厥、拒乳、尖叫、腹泻、咳嗽、双目凝视、颈项强直和布氏征阳性，其他脑膜刺激征可能缺项。前囟未闭者多见隆起，呕吐频繁而失水者也可出现囟门下陷。

（三）临床检查

1. 血象

白细胞计数显著增高，最高可达 $40 \times 10^9/L$，中性粒细胞在 80% 甚至 90% 以上。

2. 脑脊液（CSF）

腰椎穿刺检查压力常增高达 1.96 kPa 以上；外观混浊如米汤样甚或脓样；白细胞数增多，可达每升数亿，以多形核细胞为主；蛋白质显著增高，可达 1～5 g/L；糖量常低于 2.22 mmol/L，氯化物也稍降低。

（四）鉴别诊断

1. 上呼吸道感染

因疾病初期细菌在鼻黏膜繁殖生长，可有发热、头痛、咽喉部疼痛或不适，部分流脑病例血白细胞可不增高，其他临床表现不突出，与一般的细菌或病毒感染很难区别，较易误诊为上呼吸道感染。

2. 细菌性败血症

部分病例可发现原发化脓病灶，细菌及脑脊液检查是鉴别诊断的依据。

3. 全身瘀斑及出血点应与昆虫叮咬的出血点、过敏性或血小板减少性紫癜及维生素 C 缺乏所致的出血点鉴别

4. 其他脑膜炎

如结核性脑膜炎、一般化脓性脑膜炎、腮腺炎性脑膜炎及流行性乙型脑

炎等,尤其是冬春季节腮腺炎性脑膜炎常有小范围的发生或流行应及时加以诊断。

三、实验室检查

1. 血清学诊断

(1)抗体 检测患者恢复期血清抗体效价,较急性期呈 4 倍或 4 倍以上升高。

(2)抗原 从患者急性期血清或尿或 CSF 中检测到 Nm 群特异性多糖抗原。

2. 病原学诊断

选择患者的瘀点、咽部及脑脊液直接涂片查找 Nm 是临床检测的最基本手段,其阳性率与培养及凝集试验相当,但快速、准确。涂片应以观察形态为主,但经治疗后患者的标本,Nm 常发生形态改变,易导致错误识别。

(1)脑脊液 一般需 1 500 r/min 离心 15 min,以沉淀物制作标本效果较好。

(2)血液 在发病早期或治疗前采静脉血 3 ~ 5 mL,加入葡萄糖肉汤中增菌后分离细菌。

(3)瘀点(斑) 选患者皮肤上新鲜瘀点(斑),从边缘刺破后轻度挤压出组织液涂片。

(4)鼻咽腔分泌物 从受检者口腔悬雍垂后的鼻咽部蘸取分泌物,立即涂种于巧克力双抗培养基,或接种入含双抗的卵黄液或兔血清肉汤中,增菌后分离细菌。

Nm 的培养可补充涂片的不足,若培养阴性,应保存 72 ~ 96 h,对培养前已经抗生素治疗者,应保存 5 ~ 7 d。对外周血培养应注意全血中细菌存活与抗凝剂等有关。体外试验 A、C 血清群 Nm 在不同全血中的存活情况发现,A 群在枸橼酸血中存活率为 94% ,而在肝素中为 19.7% ,C 群在液体培养基中比在固体中好。

3. 其他诊断方法

应用 PCR 检测技术,在患者急性期血清或 CSF 中可检查出 Nm 的 DNA 特异片段。由于该方法极为敏感,只要存在有 Nm 即能查出,且不受细菌死活的影响,这样对流脑的临床诊断,尤其是经治疗后无法分离到 Nm 的病例,更具有实用价值和重要意义。

四、流行病学

(一) 流行三环节

1. 传染源

带菌者和流脑患者是本病的主要传染源。本病隐性感染率高,感染后细菌寄生于正常人鼻咽部,不引起症状而成为带菌者,且不易被发现,经治疗后的感染者和患者咽部细菌很快消失。因此,带菌者作为传染源的意义更重要。

2. 传播途径

病原菌主要经咳嗽、打喷嚏借飞沫由呼吸道直接传播。因本菌在外界生活力极弱,故间接传播的机会较少,但密切接触如同睡、怀抱、接吻等对 2 岁以下婴幼儿的发病有重要意义。

3. 易感人群

人群普遍易感,与其免疫水平密切相关。新生儿自母体获得杀菌抗体而很少发病,其后逐渐降低,在 6 月龄至 2 岁时降到最低水平,以后因户外活动增加,因隐性感染而逐渐获得免疫,至 20 岁时达最高水平。人感染后产生持久免疫力;各群间有交叉免疫,但不持久。

(二) 流行特征

1. 地区分布

流脑为全球性疾病,在全世界各国均有发病和流行,非洲、亚洲和南美洲是流脑高发地区。欧美国家流脑发病率极低(约 1/10 万),亚洲其他国家呈局部流行。非洲撒哈拉沙漠地区的一些国家,自 1880 年起就有规律地发生流脑的大规模暴发流行。尤其在西起塞内加尔东至埃塞俄比亚的西非地区,是典型的地方性流行地区,这一地带被称为非洲"脑膜炎带",并有不断扩大的趋势。

2. 时间分布

本病全年均可发病,但有明显季节性,多发生于 11 月至次年 5 月,而 3 月 ~ 4 月为高峰。

人体感染后可产生特异性抗体,但随着人群免疫力下降和易感者逐渐增加,使本病呈周期性流行,一般每 3 ~ 5 年小流行,7 ~ 10 年大流行。

3. 人群分布

流脑发病年龄十分稳定,无论在不同的流行环境或流行地区,儿童是主要的感染对象,一般以 15 岁以下为主,尤其是 5 岁以下婴、幼儿发病最多。

五、预防控制

(一)一般性措施

健康教育

增加室外活动,经常锻炼身体,提高机体抵抗力。注意个人保暖和卫生,人群密集的空间内(如教室、公交车等)要注意通风换气和环境卫生也是避免患流脑和其他呼吸道传染病的有效措施,用醋熏蒸房间也有较好的预防作用。

(二)针对性措施

1. 患者的调查与处理

医疗机构发现流脑病例或疑似病例时,无论是否使用抗生素治疗,都要尽快采集患者脑脊液、血液、瘀点(斑)组织液标本,标本要尽可能在使用抗生素治疗前采集。采集标本后,立即报告辖区县级疾病预防控制机构。

(1)脑脊液 采集 1 mL 脑脊液,进行涂片检测、培养分离、抗原检测和核酸检测。

(2)血液 抽取患者全血 4 mL,其中一部分用于分离血清, − 20 ℃ 保存准备检测抗体,其余全血进行病原培养分离、核酸检测。

(3)瘀点(斑)组织液标本 选患者皮肤上的新鲜瘀点(斑),消毒后用针头挑破,挤出组织液,涂片镜检。

2. 密切接触者的调查与处理

密切接触者,指同吃同住人员,包括家庭成员、托儿所,幼儿园、学校里的同班者及处在同一小环境中的人群。

对患者的接触者实行医学观察 7 d,必要时予以居家隔离,一旦出现发病迹象(发热),立即送诊,以免延误。

对与流脑患者同一单位(学校、村庄)的同年龄组人群在 24 h 内进行预防性服药,并采用 A + C 群流脑疫苗或 A 群流脑疫苗进行应急接种,48 h 内接种率要达到 95% 以上。如流脑患者致病菌群确定为 C 群,则必须开展 A + C 群流脑疫苗的应急免疫。

3. 易感者疫苗接种

目前在我国广泛应用的 A 群和 A + C 群流脑多糖疫苗,主要用于 6 月龄 ~ 15 周岁儿童的预防接种。在发生流脑流行的情况下,可扩大年龄组进行应急接种。

(1)A 群流脑疫苗 初免年龄从 6 月龄开展,1.5 岁以下接种 2 针,间隔 3 个月。

（2）A + C 群流脑疫苗 一般用于 2 周岁以上儿童的加强免疫,3 岁和 6 岁各接种 1 针,间隔不少于 3 年。

（三）暴发流行时措施

聚集性病例,指当以村、居委会、学校或其他集体为单位,7 d 内发现 2 例或 2 例以上流脑病例;或在 1 个乡镇 14 d 内发现 3 例或 3 例以上的流脑病例;或在 1 个县 1 个月内发现 5 例或 5 例以上流脑病例疫情时,视为聚集性病例。

发生聚集性病例疫情后,疾控机构要及时开展流行病学调查,了解人群发病、居住环境、疫苗接种以及人口流动等影响因素情况,掌握流行特征,并在常规疫情监测的基础上,加强主动搜索和学校、托幼机构、工地等集体单位监测。如果开展应急接种时,应统计接种疫苗种类、接种对象和范围、接种人数和接种率等情况并上报。

第八节 麻风病

麻风病是人类最古老的疾病之一,在全球广泛流行已有 3 000 多年,与梅毒和结核并列为世界三大慢性传染病。本病由麻风分枝杆菌(mycobacterium leprae,简称麻风菌)引起,主要侵犯皮肤、黏膜和周围神经,可致人体畸残,影响劳动力,对人类的身心健康构成严重威胁。20 世纪 40 年代以前,由于缺乏有效的治疗手段,麻风病曾被视为"不治之症",患者常遭受歧视、隔离和迫害。麻风病一直是全球重要的公共卫生问题,世界卫生组织(WHO)将麻风病列为全球重点防治的热带病,《中华人民共和国传染病防治法》将其列为丙类传染病。

随着科学技术进步和社会发展,特别是 20 世纪 80 年代全球各国推行联合化疗(Multidrug Therapy, MDT),治愈了大量患者,大大降低了麻风病流行程度和范围。2010 年 4 月 24 日,国务院公布修订的《中华人民共和国外国人入境出境管理法实施细则》规定外国麻风病患者出入我国境不再受到限制。当今,我国仍是全球麻风病高负担的国家之一。麻风病流行在我国表现为地区分布不均衡,其中,西南等省份的麻风病仍未得到有效控制。

一、病原学

（一）病原分类

麻风菌属放线菌目,分枝杆菌科,分枝杆菌属,是唯一能侵犯人和动物神经组织的分枝杆菌,由挪威学者汉森(Hansen)于 1873 年发现。麻风菌在细胞内增殖,体外人工培养迄今仍未成功。1960 年,Shepard 使用鼠足垫感染麻风菌的动物模型获得成功。

（二）病原特征

麻风菌革兰染色阳性，经齐-尼（Ziehl-Neelsen）抗酸染色后，在光学显微镜下能看到着色均匀、细长、略带弯曲的杆菌，也可看到着色不匀的短杆状、断裂状、串珠状及颗粒状杆菌。麻风菌的抗酸性经吡啶处理 2 h 后消失，可经过碘酸处理后恢复，此现象为麻风菌独有，是鉴别麻风菌的重要标准之一。一般认为着色均匀的麻风菌为完整菌，有活力；不均匀的为不完整菌，无活力。细菌形态与患者治疗情况密切相关。麻风菌适宜生长温度为 27 ℃ ~ 30 ℃，对数生长世代时间为 11 ~ 13 d，最低感染量为 3 ~ 40 条完整菌，较长的潜伏期与麻风菌生长速度慢有关。

（三）麻风菌在体内分布

（1）皮肤及周围神经 包括末梢神经，巨噬细胞，立毛肌，毛囊，皮脂腺。

（2）黏膜。主要是鼻、颊部、咽喉部黏膜。

（3）淋巴结 早期为腹股沟，腋下，肘后浅淋巴结；后期为肝脾、腹膜后等部淋巴结。

（4）眼 主要是眼球前部，泪腺，巩膜，虹膜。

（5）其他脏器 瘤型患者有麻风菌血症，故瘤型患者肝、脾、睾丸均能查到麻风菌。

（四）麻风菌的抗原构造及免疫性

麻风菌的抗原成分较为复杂，包括酚糖脂-1（PGL-1）抗原、胞壁联结抗原、胞膜抗原、胞浆蛋白抗原、核糖体蛋白抗原和热休克蛋白等。其中 PGL-1抗原曾被确定为第一个麻风菌特异性抗原，在大多数多菌型麻风患者的血清中可检测到 PGL-1 抗体，其滴度与菌量成正比。

（五）对常用消毒剂的敏感性

物理方法，如紫外线照射 30 ~ 60 min，或经夏日日光直射 2 ~ 3 h 麻风菌完全丧失活力；温度加热至 60 ℃，10 ~ 30 min 麻风菌完全失去活力，实际工作中，煮沸 20 ~ 30 min 或高压灭菌 15 ~ 20 min 完全可以杀死麻风菌。化学制剂，如 70% 的乙醇可用于皮肤和器械消毒，1% 来苏尔溶液可用于手部浸泡消毒，甲醛可用于房屋熏蒸消毒，漂白粉可用于患者的日常生活环境消毒；此外，化学药物利福平（RFP）可迅速杀死麻风菌。

二、临床表现

（一）潜伏期

通常为 2 ~ 5 年，长者可达 10 余年。

（二）早期症状

麻风病最常见的早期症状为皮肤上有一块存在浅感觉障碍（麻木）的区域或皮损。麻木是麻风病早且主要的临床症状之一，有的患者在发生麻木之前，可出现感觉异常，如面部蚁行感、手足阵发性闪电样刺痛或灼痛，甚至出现皮肤瘙痒。未定类麻风是各型麻风的早期表现，常表现为臀部、背部、手臂的伸侧的一块或几块可有麻木的浅色斑。神经痛也可成为麻风病的首发症状。

（三）临床分型

大多数麻风病患者发病缓慢，且隐匿性进展，早期症状多不明显，但主要表现为皮肤和周围神经的症状。1962年，Ridley和Jopling根据临床、细菌、病理和免疫学的表现将麻风病分为以下各型。

1. 结核样型麻风（TT）

通常只有1~2块皮损，为局限的红色或暗红色斑疹或斑块。皮损边缘清楚，呈环状或地图状，表面干燥，毳毛脱落，闭汗，浅感觉障碍出现早而明显，好发于面、四肢及臀部，皮损内或其附近有的可扪及粗大的皮神经。除皮损局部毛发外，一般眉毛、头发不脱落。神经损害多限于1~2条，尺神经、腓总神经和耳大神经受累较为常见，部分病例为纯神经炎麻风。皮肤涂片查菌阴性（－）（见图4-1）。

2. 界线类偏结核样型麻风（BT）

皮损可表现为红斑、浅色斑或斑块，边缘清楚，常有"卫星状"和带有"空白区"的环状损害，好发于面、躯干和四肢，数目较多，分布不对称。除面部外，一般皮损浅感觉障碍明显。毛发除皮损局部外，一般不脱落。神经损害多发，但不对称。神经粗大明显，质地较硬，畸形出现早而重。皮肤涂片查菌一般阳性（1＋~2＋）（见图4-2）。

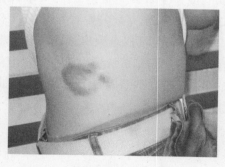

图4-1 （TT）腰部一红色环状斑块，边缘清楚，表面麻木，闭汗，查菌阴性

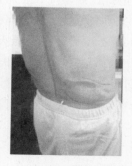

图4-2 （BT）腰部"卫星样"斑块，边缘清楚，表面浅感觉减退，查菌1＋

3．中间界线类麻风(BB)

皮损具有多形、多色、多汁状,大小不一,分布广泛但不对称。皮损边缘部分清楚,部分不清楚,或内缘清楚外缘模糊。有的面部皮损呈蝙蝠状,有的皮损呈靶形或不规则形"地图样"或带有"空白区"。毛发有的可脱落,常不对称,治疗后可再生。神经损害多发但不对称,神经粗大与功能障碍程度界于TT 和 LL 麻风之间,中度粗大,质较软,较均匀。皮肤涂片查菌阳性(2 + ~3 +)(见图4-3)。

4．界线类偏瘤型麻风(BL)

皮损有斑疹、斑块、浸润、结节等,呈淡红或棕褐色,表面光滑,可有带有"空白区"皮损,其内缘较清楚外缘模糊。皮损分布广泛,但不完全对称,浅感觉障碍出现较迟且较轻。眉毛不对称脱落,晚期患者头发可脱落。黏膜、淋巴结、睾丸、内脏及鼻黏膜病变出现较早,可形成鞍鼻。周围神经损害多发,均匀粗大、质软,但不完全对称,畸形出现迟且不完全对称。皮肤查菌阳性(4 + ~5 +)(见图4-4)。

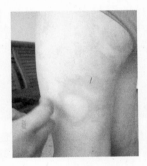
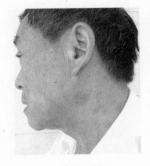

图4-3　(BB)腿部红色斑片,带有"空白区",内缘清楚,外缘模糊,浅感觉减退,查菌 3 +　　图4-4　(BL)面颈部浸润性红斑,表面光滑,境界模糊,感觉正常,查菌 5 +

5．瘤型麻风(LL)

瘤型麻风早期的皮损为淡红斑或浅色斑,小而多,分布广泛对称,边缘模糊,表面光亮,无明显感觉障碍和闭汗,可有蚁行感和微痒等感觉异常;中期的皮损逐渐增多,除斑疹外可出现浅部弥漫性浸润和结节等损害,境界不清,表面光亮、多汁,分布广泛而对称,有轻度浅感觉障碍,面部浸润及眼结膜充血,形成"酒醉样"面孔;晚期的皮损斑疹、斑块和结节更加明显,浸润可遍及全身,面部深弥漫性浸润,额部皮纹加深,加之结节或斑块如"狮面"状,鼻翼、嘴唇肥厚,耳垂肥大,肢和躯干浸润明显,浅感觉障碍和闭汗,肢端溃疡较多见。

瘤型麻风的毛发早期双眉外 1/3 呈对称性稀疏,进而眉、睫毛可全部脱落。晚期患者头发可从发际开始脱落至大部分脱光,腋毛、阴毛亦可稀少。黏膜、淋巴结、睾丸、内脏及鼻黏膜损害出现早而明显,可有鼻塞、鼻出血、分泌物增多,似感冒状。中晚期可致鼻黏膜溃疡,产生鼻中隔穿孔,或鼻骨吸收塌陷形成鞍鼻。中晚期患者淋巴结明显肿大,睾丸萎缩常引起不育、阳痿和乳房肿大。眼可出现结膜炎、角膜炎、虹膜睫状体炎,可失明。指、趾骨质吸收,指趾短缩。早期神经损害不明显,中晚期可出现广泛、对称的神经干粗大,均质软,可导致严重的畸残。皮肤查菌阳性(5＋~6＋)。(见图4-5)

6. 未定类麻风(Ⅰ)

皮损为不对称的浅色斑或淡红斑,边缘较清楚,一般有轻微浅感觉障碍,可自行消退或演变为结核样型麻风。毛发一般不脱落,黏膜、淋巴结、睾丸及内脏极少不受累。受累浅神经可肿大,运动障碍和畸形不明显。皮肤查菌多为阴性。(见图4-6)

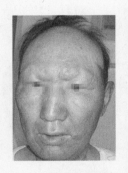

图4-5 (LL)面部深弥漫性浸润,脱眉及脱发,鼻塞。查菌(5＋)

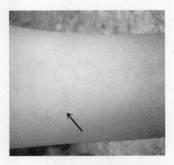

图4-6 (Ⅰ)前臂核桃大小的淡红色斑疹,边缘较清楚,轻微浅感觉障碍。查菌阴性

(四)诊断和鉴别诊断

麻风病诊断应根据患者临床表现、实验室检查结果以及流行病学史进行综合判断。

1. 疑似病例

符合下述条件之一者:① 浅色斑、红斑、丘疹、斑块、结节或弥漫浸润等皮损,病程大多慢性,同时不具备其他皮肤病特点;② 皮损或受累神经支配区,有明确的浅感觉障碍(减退或丧失)或闭汗;③ 明确的周围神经粗大;④ 皮肤涂片检查 AFB 阳性。

2. 临床诊断病例

符合疑似病例诊断条件的①、②、③中任何两项者。

3. 确诊病例

(1)皮肤涂片检查 AFB 阳性,同时符合疑似病例诊断条件的①、②、③中任何一项者。

（2）麻风疑似病例,同时符合下述条件之一者。① 组织细胞、泡沫细胞肉芽肿病变中查到典型的 AFB；② 神经组织内查到 AFB；③ 非特异性浸润内查到典型的 AFB；④ 神经内有结核样肉芽肿；⑤ 神经内有非特异性炎症,而切片其他部分有结核样肉芽肿变化；⑥ 组织病理的免疫组化(S-100 蛋白)染色,在损害中查到破坏的神经组织。

4. 鉴别诊断

麻风的皮损或神经损害可类似于许多皮肤病或神经性疾病,临床上有时容易引起混淆。可从有无浅感觉障碍、神经粗大、查菌和病理等方面加以鉴别。

（1）需要鉴别的斑疹损害　贫血痣,白癜风,无色素痣,单纯糠疹,花斑癣,密螺旋体病,利什曼病后皮肤内脏利什曼病(PKDL),盘尾丝虫病,脂溢性皮炎,玫瑰糠疹,营养性皮肤色素变化,带状疱疹,皮炎后色素减退斑。

（2）需要鉴别的浸润性斑片　银屑病,局限性硬皮病,扁平苔癣,光泽苔癣,结节病,盘装红斑狼疮,真菌病,皮肤利什曼病。

（3）需要鉴别的环状损害　体癣,环状肉芽肿,类脂质渐进性坏死,进行性慢性盘状肉芽肿病,多形性肉芽肿,离心性环状红斑,多形红斑,莱姆病。

（4）需要鉴别的结节性损害　神经纤维瘤、Kaposi 肉瘤、皮肤利什曼病、传染性软疣、结节性血管炎、皮肤淋巴细胞浸润。

（5）需要鉴别的弥漫性浸润　弥漫性皮肤利什曼病、蕈样肉芽肿、皮肌炎、网状细胞增多症、梅毒。

（6）需要鉴别的神经科疾病　多发性神经炎、先天性感觉神经病、遗传性感觉神经根神经病、原发性周围神经淀粉样变性、糖尿病性神经病变、神经肿瘤、肥大性间质多发性神经病、面神经麻痹、挤压性神经炎、急性感染性多发性神经炎、神经源性肌萎缩症、骨髓空洞症、进行性肌营养不良症、周围神经损伤、颈肋综合征、进行性髓肌萎缩症、肌萎缩性侧索硬化症。

三、实验室检查

麻风病实验室检测主要包括麻风杆菌涂片检查和组织病理检查,是麻风病确诊、分型、选择治疗方案和疗效判断的重要参考依据。

（一）麻风杆菌涂片检查

选取恰当的取材部位,采用切刮法,刮取皮肤组织液,涂片,经抗酸染色后镜检。一般检查结果为阴性或阳性(1 + ~6 +),报告细菌密度指数(BI)。

（二）麻风病组织病理检查

选取合适的取材部位,用刀切法或者钻孔法取组织标本,将所取组织标本固定于 10% 中性福尔马林溶液中,用胶布固定瓶盖,标上患者姓名、取材部位和日期,随同病理送检单在 48 h 内送检。怀疑复发和(或)耐药患者的组织标本应分成两块,分别用 10% 中性福尔马林溶液和 70% 乙醇固定。组织标本制片,分别采用 HE 染色和抗酸染色后镜检,根据组织图像出具组织病理诊断报告和抗酸染色结果。

四、流行病学

（一）流行三环节

1. 传染源

未经治疗的麻风病患者,主要是多菌型(MB)患者。查菌阴性的少菌型(PB)患者作为传染源的作用仍未完全清楚,但可以肯定这类患者的传染性要低于 MB 麻风。

2. 传染方式和途径

（1）直接接触传染 多菌型麻风病患者上呼吸道是向外界环境中排菌的最主要途径,破溃的皮损也可向外排菌。健康人接触未经治疗的麻风病患者排菌的皮肤或吸入病患者含菌的飞沫后而感染。

（2）间接接触感染 有报告称麻风菌在 36.7 ℃ 和湿度为 77.6% 的环境中可存活 9 d。麻风病患者排出的麻风菌可沾染生活用品、水源和土壤,当健康人接触这些带菌物品、水和土壤时则有被传染的可能。

（3）麻风菌入侵人体的途径 皮肤和呼吸道是麻风菌侵入机体的主要途径。实验证明呼吸道是麻风菌的主要入口,特别是当这些部位的皮肤和黏膜有破损时,更有利于麻风菌侵入。

3. 易感人群

麻风菌侵入人体后,是否发病及发病后临床表现,取决于被感染者对麻风菌的特异性细胞免疫力。绝大多数人对麻风菌具有特异性免疫力,在麻风菌侵入后能迅速建立有效的免疫反应,将麻风菌杀死而不发病,只有很少部分人对麻风菌易感。其易感程度也有差别,这种差别造成临床上各型麻风的表现。麻风病流行病学研究表明麻风病患者的亲属发病率较高,除长期密切接触以外,似乎遗传素质在很大程度上影响了麻风病的发病。

（二）流行特点

1. 人群分布

各年龄层次都可患麻风病,但婴幼儿发病少见。麻风病高流行区的发病年龄高峰通常为 20 岁左右,流行已得到控制的低流行区,发病年龄上移,通常在 40 岁以上。

男性麻风病患者多于女性,通常的男女之比为 2 : 1,我国接近 3 : 1。性别上差异可能与男性的活动范围大,接触麻风病传染源机会多有关。

麻风病有家庭内集聚现象。家庭内一般以长辈传染给子女或子女间互相传染多见。但配偶间传染发病的不多见,一般不超过 2% ~ 5%。

麻风高流行区的民族主要是热带和亚热带地区的黑、黄种人以及混血人种。麻风病种族分布的差异可能与不同种族的社会经济及文化因素有关。

2. 时间分布

在麻风流行时间分布上,观察到有长期和短期流行趋势。典型的长期趋势例子为欧洲在中世纪早期麻风病开始流行,并逐渐流行达到高峰,到 14 和 15 世纪麻风流行迅速下降,而到 18 世纪末,欧洲的麻风病患者数量已相当少。典型的短期流行趋势例子为太平洋岛国瑙鲁。

3. 空间分布

世界上麻风病主要分布在赤道两侧的热带和亚热带地区,其中亚洲、非洲和拉美国家的麻风患者数占全世界的绝大多数。我国麻风病患者大多分布在北纬 38 度以南的东南沿海及长江流域。目前我国麻风患者主要分布在云南、四川、贵州和西藏等西南边远省份,就其内部地区的患者分布也是不均匀的。

4. 型比差异

型比为新发患者中型别 LL 和 BL 麻风病患者占新发麻风病患者总数的比例,是重要的流行病学指标,随麻风流行程度变化而改变。一般来说,在麻风流行的初期型比较低,随着流行得到明显控制,型比则有所上升,世界各地的型比差异很大。

(三) 影响因素

1. 自然因素

热带、亚热带地区较气候寒冷干燥的高纬度地区麻风发病率高,与温暖潮湿的气候环境中的麻风菌存活时间较长和人体皮肤暴露部位增多有关。另外,高原地区麻风病流行可能与阳光中较强紫外线长时间照射,降低皮肤免疫敏感性有关。

2. 社会因素

社会经济发展、卫生状况改善、文化教育程度提高、居住条件改善可降低麻风病的发病率;经济不发达的发展中国家的卫生条件差、营养不良和居住拥挤等因素是造成麻风病持续流行的因素之一。此外国家动乱,缺乏麻风医疗服务等社会因素对麻风传播也有重要影响。

五、防控措施

迄今为止,麻风病防治由于无有效的疫苗而缺乏一级预防手段。为此,早发现、早诊断、早治疗成为缩短麻风病病程和降低传播的有效方法。

普及麻风病防治知识,利用三级防治网络和综合性医疗机构皮肤科、神经科等科室为窗口开展人群麻风病监测,同时开展麻风病线索调查、密切接触者检查、历史患者随访以及消除麻风运动是早期发现麻风患者的有效途径;加强麻风病防治知识与技能培训,提高各级各类医务人员,特别是专业麻风病防治人员的业务水平是早诊断麻风病的关键;WHO 于 1981 年推荐对麻风病采用 MDT,即采用两种或两种以上、作用机制不同的、有效杀菌性化学药物治疗。主要药物有氨苯砜(DDS)、利福平(RFP)、氯法齐明(B-663)。氧氟沙星、米诺环素、克拉霉素也有较强的抗麻风菌作用。在目前的 MDT 方案中,必须包括强力杀菌性药物利福平。隔离麻风病患者的策略已被历史摒弃,新患者实行居家治疗。此外,由于麻风病容易致残,因此,要通过神经炎防治、控制麻风反应等手段降低肢体残疾的发生,并通过心理、社会、经济康复等手段促进麻风患者及其残疾者回归社会。

第九节　破伤风

破伤风是一种由破伤风杆菌产生的外毒素所引起的、常常导致死亡的感染性疾病。当机体受到外伤,创口被污染,或分娩时使用不洁器械剪断脐带等,本菌均可侵入,发芽繁殖,释放毒素。临床以特有的肌肉强直和阵发性痉挛为特点,可因窒息或呼吸衰竭死亡。古代(公元前 5 世纪)就有对破伤风的描述。1889 年,Kitasato 从死亡的患者身上分离出病原菌,将这种病原菌给动物注射时,致使动物发病,并报告这种毒素能被特异性抗体抑制。1897 年,Nocard 证实了被动输入抗毒素的免疫效果。破伤风类毒素在 1924 年由 Desconbey 研制成功。

一、病原学

(一) 病原分类

破伤风杆菌(C. tetani)是破伤风的病原菌,为外源性感染。破伤风杆菌系专性厌氧菌,形态细长、在培养早期革兰染色阳性、能生成芽孢、芽孢将菌体膨胀呈鼓槌状。芽孢广泛分布于土壤和马、羊、狗、猫、鼠类、猪和鸡等动物的肠道和粪便中。施过肥的土壤可能含有大量的芽孢。在农村,人群可能携带一定数量的芽孢。芽孢也能够在皮肤表面和污染的海洛因中发现。

（二）病原特征

该菌无侵袭力,仅在局部繁殖,其致病作用完全有赖于病菌所产生的毒素。破伤风杆菌能产生两种外毒素,一种是对氧敏感的破伤风溶血毒素（tetanolysin）,另一种为质粒编码的破伤风痉挛毒素（tetanospasmin）,是引起破伤风的主要致病物质。破伤风痉挛毒素属神经毒（neurotoxin）,毒性极强,仅次于肉毒毒素,腹腔注入小鼠的半数致死量（LD50）为 0.015 ng,对人的致死量小于 1 μg。其化学性质为蛋白质,不耐热,65 ℃ 30 min 即被破坏,亦可被肠道中存在的蛋白酶所破坏。

（三）理化特性

这种细菌对热敏感,在需氧的环境下不能发育。芽孢对热和防腐剂有很强的抵抗力,经 121 ℃ 的高温高压灭菌 10～15 min 芽孢还能存活。芽孢对石炭酸和其他化学药品也有一定的抵抗力。

二、临床表现

（一）潜伏期和传染期

潜伏期为 3～21 d,平均为 8 d。一般而言,伤口部位远离中枢神经,潜伏期要长一些。潜伏期越短,死亡的可能性越大。新生儿破伤风的症状一般发生在出生后 4～14 d,平均为 7 d。

（二）临床症状和体征

根据临床表现,将其分为三种不同形式:

1. 局部破伤风

局部破伤风是一种少见的发病形式,这种形式的患者在被伤害的同一解剖部位有一个持续的肌肉收缩,这种收缩在逐渐消失前可持续数周。

2. 头面部破伤风

面部破伤风可以在无特征性典型破伤风症状前出现,一般发病比较轻微,仅有 1% 的病例死亡。头部破伤风是一种少见的发病形式,偶尔发生于患中耳炎的患者,是由破伤风杆菌侵入中耳所致;或发生于头部受伤的患者,这种破伤风累及面神经。

3. 无特征性破伤风

无特征性破伤风是最常见的形式（大约80%）,发病一般表现为递减模式。首发症状是牙关紧闭,紧接着是颈部强硬、吞咽困难和肌肉僵硬。其他症状包括体温比正常的高 2℃ ~4℃、出汗、血压升高和阵发性的心动过速。痉挛频繁发作达 3 ~4 周,每次发作持续几分钟,完全康复需要数月时间。

新生儿破伤风是无特征性破伤风的一种形式,发生在刚出生没有被动免疫保护的新生儿,这是由于母亲没有获得免疫。它通常发生于没有愈合的脐带感染,特别是当脐带用没有消毒的器械切断。新生儿破伤风在一些发展中国家最常见(估计每年全世界死亡 27 万例以上)。

(三)临床检查

破伤风患者的实验室检查一般无特异性发现,当有肺部继发感染时,白细胞可明显增高,痰培养可发现相应的病原菌,伤口分泌物常常分离到需氧性化脓性细菌,亦可经厌氧培养分离出破伤风杆菌,由于破伤风的临床表现较为特异,尤其症状典型时诊断不难,故作临床诊断时不要求常规做厌氧培养和细菌学证据。

(四)鉴别诊断

(1)化脓性脑膜炎 有颈项强直与角弓反张等症状,但无阵发性痉挛。脑脊液压力增高,白细胞计数增多。

(2)狂犬病 有被疯狗、猫咬伤史,以吞咽肌抽搐为主,听见水声或看见水,咽肌立即发生痉挛、剧痛,不能喝水。

三、实验室检查

破伤风诊断没有实验室特点,诊断完全是临床诊断,不依靠细菌学确诊。仅仅 30% 的病例在伤口中培养出破伤风杆菌,也可以从没有患破伤风的患者中分离出破伤风杆菌。实验室致病菌鉴定主要是依靠老鼠实验证实毒素的产生。

四、流行病学

(一)流行三环节

1. 传染源

病原菌主要在土壤、人和动物肠道内。

2. 传播途径

主要是通过污染的伤口感染(明显的和不明显的)。伤口可大可小,近些年较多的患者发生于小伤口,可能是由于严重的伤口更能够得到恰当的处理。破伤风可以发生在选择性外科手术、烧伤、深部穿刺伤口、挤压伤、中耳炎(耳惑染)、牙齿感染、动物咬伤、流产和怀孕。

3. 易感人群

普遍易感,但不会造成人群传播,患者恢复后也不能产生病后免疫力。

（二）流行特征

破伤风在全世界都有发生,但在气候温暖潮湿、土壤富有有机物质的人口稠密的地区最常发生。

五、预防控制

（一）伤口处理

正确处理伤口,及时清创扩创,阻止厌氧微环境的形成。破伤风梭菌由伤口侵入人体引起破伤风。但在一般表浅伤口,病菌不能生长。其感染的重要条件是伤口需形成厌氧微环境:伤口窄而深（如刺伤）,有泥土或异物污染;大面积创伤、烧伤,坏死组织多,局部组织缺血;同时有需氧菌或兼性厌氧菌混合感染的伤口,均易造成厌氧微环境,有利于破伤风梭菌繁殖。

（二）被动免疫

主要用于未进行破伤风自动免疫的受伤者。采用破伤风抗毒素 TAT 1 000~2 000 u,1 次注射,主要作用为中和游离的破伤风毒素,但对已与神经细胞结合的毒素无中和作用。注射前需先做皮试,注射后可维持保护期约 10 d。亦可用人破伤风免疫球蛋白 HTIG 500~1 000 u 肌内注射,可维持保护期 3~4 周。HTIG 仅有助于清除释放的破伤风毒素,它不影响毒素与神经末梢结合。为加强保护效果,最好同时开始建立主动免疫;如果破伤风被确诊,可实施伤口周围浸润渗透疗法。进行被动免疫后,仍可能有部分人发病,但通常潜伏期长,病情亦较轻。

（三）抗生素治疗

破伤风杆菌不侵入血循环和其他器官组织,其致病完全由细菌产生的外毒素引起,如果能彻底引流消除局部感染灶,清除厌氧环境,即能达到病原治疗的目的。抗生素应用的目的仅限于杀灭伤口内的破伤风杆菌繁殖体和同时侵入的需氧化脓菌。破伤风杆菌繁殖体对青霉素敏感,常用剂量为给予青霉素 160 万~240 万 u/d,分次肌肉注射。

（四）主动免疫

我国早已将百日咳菌苗、白喉类毒素和破伤风类毒素混合为三联疫苗列入儿童计划免疫。接种对象为 3 月龄~5 月龄幼儿,第 1 年皮下注射 0.25、0.5 和 0.5 mL 共 3 次,间隔 4 周。第 2 年皮下注射 0.5 mL 1 次,并在 1 岁半至 2 岁再复种 1 次。以后每隔 2 年可加强注射 1 次 1 mL,直至入学前以保持抗体水平。

第十节　伤寒与副伤寒

伤寒、副伤寒是由伤寒沙门菌和副伤寒沙门菌甲、乙、丙引起的急性消化道传染病,属我国法定乙类传染病。临床特征为持续发热、表情淡漠、相对缓脉、玫瑰疹、肝脾肿大和白细胞减少等。有时可出现肠出血和肠穿孔等严重并发症。可因水源和食物污染发生暴发流行。本病分布中国各地,常年散发,以夏秋季最多,发病以儿童,青壮年较多。

新中国成立前伤寒流行严重、病死率高,新中国成立后,贯彻以预防为主的方针,发病率呈逐年下降趋势,20 世纪 80 年代发病率 50/10 万,90 年代都在 10/10 万以下。

一、病原学

（一）病原分类

伤寒沙门菌,属沙门菌属 D 组,革兰染色阴性,呈短杆状。

（二）病原特征

伤寒沙门菌于普通培养基中即可生长,但于含胆汁的培养基中则生长较好。伤寒沙门菌具有脂多糖菌体抗原（O 抗原）和鞭毛抗原（H 抗原）,可刺激机体产生特异性、非特异性 IgM 和 IgG 抗体。此外,该菌还有多糖毒力抗原（Vi 抗原）,Vi 抗原的抗原性较弱,当伤寒沙门菌从人体中清除时,Vi 抗体也随着消失。伤寒沙门菌不产生外毒素,细菌体裂解释放的内毒素在发病机制中起着重要的作用。

（三）理化特性

伤寒沙门菌在自然界中的生活力较强,在水中一般可存活 2 ~ 3 周,在粪便中能维持 1 ~ 2 月,在牛奶中不仅能生存,且可繁殖,能耐低温,在冰冻环境中可持续数月,但对光、热、干燥及消毒剂的抵抗力较弱。

二、临床表现

（一）潜伏期

潜伏期长短与感染量以及机体的免疫状态有关,伤寒的潜伏期为 3 ~ 60 d,通常为 7 ~ 14 d;副伤寒甲、乙通常为 6 ~ 10 d;副伤寒丙通常为 1 ~ 3 d。

（二）临床症状和体征

典型的伤寒自然病程为时约 5 周,可分为 4 期:

1. 初期

为病程第 1 周,起病缓慢,发热是最早出现的症状,常伴有全身不适,乏力,食欲减退,咽痛与咳嗽等。病情逐渐加重,热度呈阶梯形上升,于 3 ~ 7 d 内达 39 ℃ ~ 40 ℃,发热前可有畏寒而少寒战,退热时出汗不显著。

2. 极期

为病程第 2 ~ 3 周,常有伤寒的典型表现,有助于诊断。

(1) 高热持续不退 多呈稽留热型,少数呈弛张热型或不规则热型,持续约 10 ~ 14 d。

(2) 神经系统中毒症状 患者表现为精神恍惚、表情淡漠、呆滞、反应迟钝、听力减退,重者可有谵妄、昏迷或出现脑膜刺激征(虚性脑膜炎)。

(3) 相对缓脉 相对缓脉(20% ~73%)或有时出现重脉是本病的临床特征之一,但并发中毒性心肌炎时,相对缓脉不明显。

(4) 玫瑰疹 皮疹病程 7 ~ 13 d,部分患者(20% ~40%)的皮肤出现淡红色小斑丘疹(玫瑰疹),直径约 2 ~ 4 mm,压之褪色,为数在 12 个以下,分批出现,主要分布于胸、腹,也可见于背部及四肢,多在 2 ~ 4 d 内消失。水晶形汗疹(或称白痱)也不少见,多发生于出汗较多者。

(5) 消化系统症状 食欲不振较前更为明显,腹部不适,腹胀,多有便秘,少数则以腹泻为主,多为水样便。由于肠道病多在回肠末段与回盲部,右下腹可有轻度压痛。

(6) 肝脾肿大 大多数患者有轻度肝脾肿大。

3. 缓解期

病程第 3 ~4 周,体温出现波动并开始下降,食欲逐渐好转,腹胀逐渐消失,脾肿大开始回缩。但本期内有发生肠出血或肠穿孔的危险,需特别提高警惕。

4. 恢复期

为病程第 5 周。体温恢复正常,食欲好转,一般在 1 个月左右完全恢复健康。

此外,根据不同的发病年龄,机体免疫状态,是否存在基础疾病,所感染伤寒沙门菌的数量和毒力以及使用有效的抗菌药物的早晚等因素,还有轻型伤寒、暴发型伤寒、迁延型伤寒、逍遥型伤寒。

(三) 副伤寒的临床症状和体征

副伤寒的临床疾病过程与伤寒大致相同,但副伤寒起病常有腹痛、腹泻、呕吐等急性胃肠炎症状,2 ~3 d 后减轻,接着体温升高,出现伤寒样症状。体温波动比较大,稽留热少见,热程短,副伤寒甲大约 3 周,副伤寒乙 2 周左右。

皮疹出现较早、大、多。此外,副伤寒甲复发率比较高,病死率较低。

（四）常规检查

1. 血常规

白细胞计数一般在$(3\sim5)\times10^9/L$之间,中性粒细胞减少,病程期和复发时嗜酸性粒细胞减少或消失,其计数值对诊断和评估病情有重要的参考意义。

2. 尿常规和粪便常规

从病程第2周开始有轻度蛋白尿或少量管型;腹泻患者粪便可见少许白细胞。

（五）鉴别诊断

伤寒和副伤寒需要与病毒性上呼吸道感染、细菌性痢疾、疟疾、革兰阳性杆菌败血症等相鉴别。患者病前30 d内曾到过或生活在伤寒、副伤寒流行区;有伤寒、副伤寒患者、带菌株密切接触史;有喝生水等不良卫生习惯等流行病学史有助于鉴别。

三、实验室检查

（一）细菌学检查

从血、骨髓、粪便、胆汁中任一种标本分离到伤寒沙门菌或副伤寒沙门菌可确诊。

1. 血培养

血培养是确诊的证据,病程早期即可呈阳性,病后7～10 d阳性率可达90%,第3周降为30%～40%,第4周时常为阴性。

2. 骨髓培养

骨髓培养阳性率较血培养高,尤适合于已用抗生素治疗血培养阴性者。

3. 粪便培养

从潜伏期起粪便培养便可获阳性,第3～4周可高达80%,病后6周阳性率迅速下降,3%患者排菌可超过1年。

4. 尿培养

病程后期尿培养阳性率可达25%,但应避免粪便污染。

5. 玫瑰疹

玫瑰疹的刮取物或活检切片也可获阳性培养。

（二）血清学检查

伤寒血清凝集试验,即肥达反应阳性者对伤寒、副伤寒有辅助诊断价值。检查中所用的抗原有伤寒杆菌菌体（O）抗原和鞭毛（H）抗原、副伤寒甲、乙、丙鞭毛抗原共5种,目的在于用凝集法测定患者血清中各种抗体的凝集效价。

病程第 1 周阳性反应不多,一般从第 2 周开始阳性率逐渐增高,至第 4 周可达 90%,病愈后阳性反应可持续数月之久,有少数患者抗体很迟才升高,甚至整个病程抗体效价很低或阴性,故不能据此而排除本病。恢复期血清中特异性抗体效价较急性期血清特异性抗体效价增高 4 倍以上。

四、流行病学

(一)流行三环节

1. 传染源

为患者及带菌者。全病程均有传染性,以病程第 2 ~ 4 周传染性最大。少数患者可成为长期或终身带菌者,是我国近年来伤寒持续散发的主要原因。

2. 传播途径

病菌随患者或带菌者的粪便排出,污染水和食物,或经手及苍蝇、蟑螂等间接污染水和食物而传播。水源污染是传播本病的重要途径,常酿成流行。副伤寒以食物传播较为常见,因副伤寒杆菌可在食物中较长时间存在。

3. 人群易感性

人对伤寒普遍易感,病后可获得持久性免疫力,再次患病者极少。

(二)流行特征

本病终年可见,但以夏秋季最多;一般以儿童及青壮年居多。散发多由于与轻型患者或慢性带菌者经常接触而引起。流行多见于水型或食物型。

我国副伤寒的发病率较伤寒为低。成年人中以副伤寒甲为多,儿童易患副伤寒乙,但可因地区、年代等而不同。

五、预防控制

(一)针对性措施

1. 控制传染源

(1)患者　患者应及早隔离治疗,其排泄物及衣物等应彻底消毒。隔离期应自发病日起至临床症状完全消失、体温恢复正常后 15 d 为止;有条件者应做粪便培养,如果连续 2 次阴性,可解除隔离。

(2)带菌者　带菌者早期发现,严格登记,认真处理。对托儿所、食堂、饮食行业、自来水厂、牛奶厂等工作人员以及伤寒恢复期患者均应作定期检查("Vi"凝集试验、粪便培养等),如果发现带菌者,应调离工作,并给予彻底治疗。

(3)接触者　对密切接触者应及早隔离观察,医学观察 15 d。

2. 切断传播途径

这是预防和降低伤寒和副伤寒发病率的关键性措施。应做好粪便管理、水源管理、饮食卫生管理和消灭苍蝇等卫生工作。要养成良好的卫生与饮食习惯,坚持饭前、便后洗手,不饮生水,不吃不洁食物等。

3. 保护易感人群

目前国内应用的伤寒、副伤寒甲、乙三联菌苗是用伤寒、副伤寒甲、乙三种杆菌培养后经过加酚处理的死菌苗。一般皮下注射 2 次,间隔 7 ~ 10 d,70% ~ 85% 的易感者即可获得保护,保护期 3 ~ 4 年。近年来,有用伤寒杆菌 Ty21a 变异株制成的口服活菌苗,对伤寒的保护率达 96% ,可根据条件选用。

（二）暴发流行的应对措施

暴发疫情的定义:在局部地区或单位(比如在一个自然村或一个居委会或一个单位团体),2 周内出现 5 例或 5 例以上伤寒、副伤寒病例。

各级各类医疗机构、疾病预防控制机构等执行职务的医务人员发现伤寒暴发流行疫情时,要进行突发公共卫生事件网络报告。对伤寒病例进行流行病学调查和病原学采样等,并采取针对性的预防控制措施。

第十一节　鼠　疫

鼠疫(plague)是鼠疫耶尔森菌(鼠疫杆菌)引起的烈性传染病,传染性强、病死率高,是国际检验传染病和我国的甲类传染病。主要流行于鼠类、旱獭及其他啮齿类动物,人主要通过带菌的媒介鼠蚤叮咬,或剥食感染的动物感染,临床表现为高热、淋巴结肿痛、出血倾向、肺炎等。

一、病原学

1. 病原特性

鼠疫杆菌是革兰阴性菌,典型的鼠疫杆菌呈短而粗、两段钝圆、两极浓染的椭圆形小杆菌,菌体长 $1.0 \sim 2.0\ \mu m$,宽 $0.5 \sim 0.7\ \mu m$,有荚膜,无鞭毛,无芽孢或动力。可在普通培养基上生长,培养的适宜温度为 28 ℃ ~ 30 ℃ ,pH 为 6.9 ~ 7.2。在脏器压印标本中,鼠疫杆菌分布于吞噬细胞内、外,有助于鉴别杂菌污染(动物死亡后,杂菌不被吞噬)。

2. 鼠疫抗原

鼠疫杆菌的荚膜 F1 抗原,抗原性强、特异性高,可通过凝集试验、补体结合试验或间接血凝试验检测。毒力 V 抗原,由质粒介导,可使机体产生保护性抗体。内毒素(脂多糖),有很强的热源性,是鼠疫致病、致死的毒性物质。

3. 理化特性

鼠疫杆菌对外界抵抗力较弱,对光、热、干燥及一般消毒剂均敏感。日光照射 4～5 h,加热 55 ℃ 16 min 或 100 ℃ 1 min,5% 甲酚皂或石炭酸、10% 石灰乳剂、5%～10% 氯胺等 20 min 均可将该菌杀死。鼠疫杆菌在潮湿、低温与有机体内存活时间较长,在痰液、脓液、血液中可存活 10～20 d,在干燥蚤粪中存活 1 个月以上,在尸体中存活数周至数月。

二、临床表现

（一）潜伏期

腺鼠疫 2～8 d,原发性肺鼠疫数小时至 3 d,曾经预防接种者可长达 9～12 d。

（二）临床分型

1. 轻型

轻型又称小鼠疫,有不规则低热,局部淋巴结肿痛,偶可化脓,无出血现象,多见于流行初期和末期,或预防接种者。

2. 腺型鼠疫

此型最为常见,多发生于流行初期。特点是发热同时出现淋巴结肿大、明显触痛而坚硬、与皮下组织粘连无活动性,腹股沟淋巴结最常受累,其次为腋下、颈部及颌下淋巴结。由于疼痛剧烈,患者常呈被动体位。

3. 肺型鼠疫

肺型鼠疫原发或继发于腺型,病死率高、多见于流行高峰。高热、全身中毒症状明显,发病后迅速出现剧烈胸痛、咳嗽,咳大量粉红色或鲜红色血痰,呼吸困难,肺部可闻及少量湿罗音,症状与体征常不相称。X 线胸部检查呈支气管肺炎改变。

4. 败血症型鼠疫

该型亦称暴发型鼠疫,可原发亦可继发,最为凶险,病死率极高,抢救不及时多于 1～3 d 内死亡。因皮肤广泛出血、坏死,死后尸体呈紫黑色,俗称"黑死病"。

5. 其他类型

其他如皮肤型、肠型、眼型、咽喉/扁桃体型、脑膜炎型等,均少见。

三、实验室检查

1. 细菌性检查

取血液、脓液、痰液、脑脊液、淋巴穿刺液等样本,通过显微镜检查、培养、噬菌体裂解试验和动物实验(四步试验),阳性可确诊。

2．血清学检测

(1)间接血凝试验(IHA)　用荚膜 F1 抗原检测患者或动物血清中的 F1 抗体,该抗体持续 1～4 年,常用于流行病学调查和回顾性诊断。

(2)荧光抗体染色镜检(IFA)　用荧光标记的特异性抗血清检测标本,特异度、灵敏度均较高,但有假阳性或假阴性。

(3)胶体金免疫层析法(ICA)　检测时间短,灵敏度、特异度均较高,适合野外和基层使用。

3．分子生物学检测

(1)聚合酶联反应(PCR)　检测鼠疫特异性基因,检测时间短(数小时),灵敏度、特异度高,可用于鼠疫监测、临床早期诊断及分子流行病学调查。

(2)环介导等温扩增(LAMP)　及时快速、敏感、特异、无需特殊仪器和专业检测人员。

四、流行病学

(一)流行三环节

1．传染源

鼠疫杆菌的传染源和储存宿主包括多种啮齿类动物,其中黄鼠属和旱獭属最为重要。人间鼠疫以家鼠为主,旱獭次之;肺鼠疫则以患者为主要传染源。人间鼠疫流行前常先有鼠间鼠疫流行。

2．传播途径

腺鼠疫主要以蚤类为媒介,通过叮咬,构成"啮齿动物—蚤—人"的传播方式;少数可通过接触患者含菌的痰液、脓液,或病兽的皮、血、肉,经破损的皮肤、黏膜感染;抓痒时含菌蚤粪偶可通过皮肤创口感染。肺鼠疫借含菌飞沫或尘埃"人—人"呼吸道传播。

3．人群易感性

普遍易感,是否感染取决于暴露于媒介和动物的机会,病后免疫力持久。

(二)流行特征

1．地区分布

地区分布广,呈明显的地方性,在北纬 45°和南纬 35°之间。

2．季节分布

与鼠类活动和鼠蚤繁殖有关,腺鼠疫多见于夏秋,肺鼠疫流行多在冬季。

3. 人群分布

无年龄、性别差异,但非法捕捉旱獭人员及务工人员多见。

五、预防控制

（一）一般性措施

1. 健康教育

不要捕杀和剥食旱獭;开展灭鼠、灭蚤。

2. 个人防护

进入疫区前 2 周应接种菌苗,在疫区工作必须穿戴个人防护装备。

（二）针对性措施

1. 传染源管理

疑似和确诊病例需立即报告和严格隔离,肺鼠疫隔离至痰培养 6 次阴性,腺鼠疫隔离至淋巴结肿完全消散后再观察 7 d。

2. 接触者/暴露者管理和预防性服药

接触者应检疫 9 d,曾接受预防接种者,检疫期延长至 12 d。

接触者可预防性服药,口服四环素,0.5 g/次,4 次/d,或复方磺胺甲恶唑,1.0 g/次,2 次/d;肌注链霉素,1 g/d,分两次;疗程均为 6 d。

3. 易感者疫苗接种

疫苗预防效果不理想,接种后免疫强度不高,免疫效期短。我国目前使用无毒活菌苗,用皮肤划痕或皮下注射接种,接种 10 d 后产生免疫力,1 个月后达高峰,6 个月后下降,1 年后消失。接种对象主要为疫区、鼠疫接触研究人员和疾病监测控制人员。

4. 生物安全

鉴于鼠疫的生物学特征,容易制造成为生物恐怖战剂,应对病原菌进行严格的管理控制。

第十二节　炭　疽

炭疽是一种人兽共患的急性传染病,主要发生于畜间,其中以牛、羊、马等食草动物最为易感。炭疽一词来源于希腊单词"炭",因其形成一种炭样的皮肤焦痂而得名。我国传民间因从事皮毛加工业人员易患本病,故俗称"羊毛疔"。从有历史记录开始,到有效疫苗及抗生素的使用以前,炭疽一直是世界范围内牲畜疾病中的头号杀手,人类也直接或间接地受到很大的影响。由于现代医学的发展,炭疽的发病在全球范围内已经显著下降。但在大部分亚非国家、部分欧美大陆和澳大利亚一些地区仍存在动物间的地方性疫区。

一、病原学

（一）病原分类

炭疽杆菌,又称为炭疽芽孢杆菌,为革兰阳性粗大杆菌,有荚膜,无鞭毛,可形成芽孢。

（二）病原特征

显微镜下观察,可见细菌为长链状排列,也有 3~5 个菌体相连的短链,菌体之间有原生质带相连,呈竹节状。炭疽芽孢杆菌的毒力因子已知有荚膜和毒素两种,失去形成荚膜和产生毒素能力的炭疽芽孢杆菌,也就失去了致病能力。

（三）理化特性

繁殖体抵抗力不强,易被一般消毒剂杀灭,而芽孢抵抗力强,在干燥的室温环境中可存活 20 年以上,在皮毛中可存活数年。牧场一旦被污染,芽孢可存活 20~30 年。经直接日光曝晒 100 h、煮沸 40 min、140 ℃ 干热 3 h、110 ℃高压蒸汽 60 min 以及浸泡于 10%甲醛溶液 15 min、5%新配苯酚溶液和 20%含氯石灰溶液数日以上,才能将芽孢杀灭。炭疽芽孢对碘特别敏感,对青霉素、先锋霉素、链霉素、卡那霉素等高度敏感。

二、临床表现

（一）潜伏期和传染期

一般为 1~5 d,也有短至 12 h,长至 2 周者。

炭疽患者在其没有发病之前没有传染力。物品和泥土中芽孢的传染性可以保持数年。

（二）临床症状和体征

1. 体表感染型(皮肤)炭疽

约占病例的 95%~98%,面、颈、手或前臂等暴露部位的皮肤出现红斑、丘疹、水疱,周围组织肿胀及浸润,继而中央坏死形成溃疡性黑色焦痂,焦痂周围皮肤发红,肿胀,疼痛不显著。引流该部位的淋巴结肿大且常化脓,伴有发热、头痛、关节痛等。

2. 经口感染型(肠)炭疽

急性起病,发热,腹胀,剧烈疼痛,腹泻,通常为血样便或血水样便。可有恶心、呕吐,呕吐物中含血丝及胆汁。可累及消化道以外系统。

3. 吸入感染型(肺)炭疽

高热,呼吸困难,可有胸痛及咳嗽,咯黏液血痰。

4. 脑膜炎型炭疽

可继发于皮肤炭疽、肠炭疽或肺炭疽各型,也可能直接发生。剧烈头痛,呕吐,项强,继而出现谵妄、昏迷、呼吸衰竭,脑脊液多为血性。

5. 炭疽败血症

可继发于皮肤炭疽、肠炭疽或肺炭疽各型,也可能直接发生。严重的全身中毒症状,高热、寒战,感染性休克与弥漫性血管内凝血(DIC)表现,皮肤出现出血点或大片瘀斑,腔道中出现活动性出血,迅速出现呼吸与循环衰竭。

(三)临床检查

血常规:白细胞增高,一般为$(10 \sim 20) \times 10^9$/L,甚至达$(60 \sim 80) \times 10^9$/L,中性粒细胞显著增多。

(四)鉴别诊断

皮肤炭疽应同痈、疖和蜂窝织炎、恙虫病等鉴别;肺炭疽应与大叶性肺炎、钩端螺旋体和肺鼠疫等鉴别;肠炭疽须与出血坏死性肠炎、肠套叠等鉴别;炭疽脑膜炎须与其他细菌引起的败血症、化脓性脑膜炎、脑血管意外等鉴别。

三、实验室检查

(一)血清学

血清学检查可以用于炭疽的回顾性诊断和流行病学调查。抗荚膜抗体和 PA 外毒素抗体的免疫印迹试验对未及时获得病原学诊断依据的病例是特异和敏感的方法。血清抗炭疽特异性抗体滴度出现 4 倍或 4 倍以上升高者,可以确诊。

(二)病原学

分泌物、水疱液、血液、脑脊液培养阳性是确诊依据。涂片染色可见粗大的革兰阳性、呈竹节样排列的杆菌有助于临床诊断。

(三)其他检测方法

分泌物、水疱液、血液、脑脊液等标本接种于豚鼠或小白鼠皮下,出现局部肿胀、出血等阳性反应。接种动物多于 48 h 内死亡。

四、流行病学

(一)流行三环节

1. 传染源

炭疽的主要传染源是染疫的动物,羊、牛、马、骡等草食动物对炭疽最敏感,人类的感染通常是因为直接或间接接触染疫动物或者染疫动物的血液、内脏、分泌物、排泄物及其污染的动物产品。皮肤炭疽患者的病灶分泌物、吸入型炭疽患者的咳痰与其飞沫、肠炭疽患者的血性粪便中均含有大量炭疽杆菌,因此炭疽患者也可以成为传染源。

2. 传播途径

人感染炭疽的途径主要有三种,经接触传播、经空气传播和经食物传播。

(1)经接触传播　在饲养病畜,处理病(死)畜尸(解剖、剥皮、切洗、搬运等),加工、使用已污染的动物原料和产品(皮、毛、鬃、尾、革及制品)均可通过破损的皮肤或黏膜使人感染炭疽。病菌毒力较强也可直接侵袭完整皮肤。

(2)经食物传播　食用未煮熟透的病(死)畜肉类、病畜奶、被污染的食物和饮用污染的生水,炭疽杆菌可经消化道感染,患者绝大多数为肠炭疽。

(3)经空气传播　吸入含有炭疽杆菌的气溶胶和含有炭疽芽孢的尘埃可引发人吸入型炭疽,常发生在卫生及通风条件较差,缺乏个人防护的皮毛加工厂。

(4)其他传播途径　牛虻、螫蝇、土鳖及蚊虫叮吸病畜血后再去刺螫健康人群,可引起皮肤炭疽。

3. 人群易感性

人群对炭疽杆菌普遍易感,无年龄、性别、民族、职业、家庭等分布差异。畜牧饲养人员、皮毛加工工人、屠宰工人、兽医和牧民等人群是高发人群。炭疽病后可获得持久的免疫力。

(二)流行特征

1. 地区分布

炭疽在欧、亚、非、美、大洋洲都有过流行。在我国30多个省、市自治区都有本病发生。炭疽流行的地理条件限制不严格。

2. 人群分布

人群发病的年龄、性别、职业差异主要是因其暴露的机会和程度不同。职业分布由于传染方式不同,常分为农业型、工业型和日常生活型。农业型主要为农民、牧民、农村兽医等。感染原因主要是屠宰病畜,剥食病畜尸体,其次是护理、饲养、放牧、使役牲畜而造成。工业型主要为畜产品加工制作部门的工人或与他们有密切接触关系的人员,如兽毛、毛纺、制革等加工工人以及工厂附近的居民、兽医、防疫人员等。日常生活型少见,无一定职业分布,主要与使用的畜产品是否带菌有关。

3. 季节分布

炭疽一年四季均可发生。农业型季节性较明显,一般自5月开始升高,至10月逐渐下降,7～9月为高峰。工业型炭疽发病无明显的季节性。吸入型炭疽多发生在冬春季。

五、预防控制

（一）一般性措施

1．使用疫苗对高危人员实施接种。

2．对高危家畜进行免疫。

3．对公众或高危人群进行健康教育。

（二）暴发流行时的应对措施

1．隔离炭疽患者

所有类型的炭疽患者，都需要在隔离状态下进行治疗。皮肤炭疽病例隔离至创口痊愈、痂皮脱落为止。其他类型病例应待症状消失、分泌物或排泄物培养两次阴性后出院。

2．患者周围环境的消毒措施

患者的衣物和用品，尽可能采取焚毁或高压消毒。患者出院或死亡，应对病房环境进行终末消毒，应使用含氯消毒剂反复进行，直到隔日检查连续3次无有致病能力的炭疽杆菌检出为止。

3．隔离观察肺炭疽患者的密切接触者

患者的家人、护理人员、直接接触患者的医护人员或接触患者污物的人员、与患者同处一室或相处距离5 m以内达30 min以上者，为肺炭疽的密切接触者。肺炭疽患者自出现最初症状至被隔离前所有与其密切接触者，都应进行12 d的隔离医学观察。

4．预防性投药

对曾经与肺炭疽患者共同居住或护理过患者的高度密切接触者，以及受到炭疽生物攻击的人群可以给予氟喹诺酮、四环素、大环内酯类或头孢菌素进行预防。

5．免疫预防接种

在炭疽的常发地区人群，对高危人群每半年或一年预防接种1次。

在和平时期，没有必要进行大规模的群众性免疫接种。如果受到炭疽攻击，并出现了炭疽病例，可对一定区域内的非接触者人群接种疫苗。接种疫苗者，不进行预防投药。

6．对牲畜普遍实施疫苗接种

炭疽杆菌发生生物攻击时，最有效的预防方法是对牲畜进行免疫接种。当接种头数达到畜群总数的70%时，能够产生有效的保护作用。

第十三节 细菌性痢疾

细菌性痢疾(bacillary dysentery,简称菌痢),是由志贺菌属(Shigella)感染引起的一种急性肠道传染病。以结肠黏膜化脓性溃疡性炎症为其基本病理变化。主要临床表现为全身中毒症状、发热、腹痛、腹泻、里急后重及黏液脓血便。本病终年均可发生,多流行于夏秋季节,无论男女老幼对本病普遍易感,以青壮年和儿童的发病率较高。日本学者志贺(Kiyoshi Shiga,1871—1957)于1898年首次报道从"赤痢"患者大便中分离到痢疾杆菌,在随后的40年中又有3种痢疾杆菌相继被发现,并最终分别被命名为痢疾志贺菌、福氏志贺菌、鲍氏志贺菌和宋内志贺菌。在志贺发现痢疾杆菌100多年后的今天,细菌性痢疾仍然是全球性的公共卫生问题,全球每年志贺菌感染的人次估计为1.65亿,造成110万病例死亡,发病率和死亡率居感染性腹泻之首。细菌性痢疾在我国已被列为国家法定乙类传染病管理。

一、病原学

(一)病原分类

志贺菌形态与肠杆菌科的其他细菌无明显区别,是革兰阴性短杆菌,无芽孢、无荚膜、无鞭毛,不运动。需氧或兼性厌氧,对营养要求不高,在普通培养基上生长良好。

(二)病原特征

志贺菌的抗原主要是菌体(O)抗原,某些新分离出的菌株有表面(K)抗原。根据型抗原和群抗原的不同,可将志贺菌分为四个群、55个血清型(包括亚型和变种):A群即痢疾志贺菌(16个血清型),B群为福氏志贺菌[18个血清型(包括亚型和变种)],C群为鲍氏志贺菌(18个血清型),D群又称宋内志贺菌(仅有1个血清型)。

(三)理化特性

志贺菌在外环境中的抵抗力较强,以宋内志贺菌最强,福氏志贺菌次之,痢疾志贺菌最弱。志贺菌具有一定的抗酸性,能顺利通过胃酸屏障进入肠道,侵袭于结肠粘膜上皮细胞,引起炎症反应,在细胞内定居增殖,产生肠毒素和志贺毒素。志贺菌一般在潮湿的土壤中可存活34 d,在水中可存活20 d,但日光直接照射30 min即被杀死,对高温和化学消毒剂敏感。

二、临床表现

（一）潜伏期和传染期

1．潜伏期

最短数小时，最长可达 1 周，平均 1～3 d。

2．传染期

细菌性痢疾在潜伏期末即可排出病原体，临床症状期传染性最大，病后带菌常见，多为间歇排菌，绝大部分在病后 1～2 周停止，少数可长达数年。

（二）临床症状和体征

起病急骤，畏寒、寒战伴高热，继以腹痛、腹泻和里急后重，每天排便 10～20 次，但量不多，呈脓血便，并有中度全身中毒症状。重症患者伴有惊厥、头痛、全身肌肉酸痛，也可引起脱水和电解质紊乱，可有下腹压痛伴肠鸣音亢进。

（三）临床分型

1．急性普通型（典型）

起病急、畏寒、发热，可伴乏力、头痛、纳差等毒血症状，腹泻、腹痛、里急后重，脓血便或黏液便，左下腹压痛。

2．急性轻型（非典型）

症状轻，可仅有腹泻、稀便。

3．急性中毒型

（1）休克型（周围循环衰竭型）　感染性休克表现：如面色苍白、皮肤花斑、四肢厥冷、发绀、脉细速、血压下降，可伴有急性呼吸窘迫综合症常伴有腹泻、稀便。

（2）脑型（呼吸衰竭型）　脑水肿甚至脑疝的表现，如烦躁不安、惊厥、嗜睡或昏迷、瞳孔改变，呼吸衰竭，可伴 ARDS，可伴有不同程度的腹痛、腹泻。

（3）混合型　具有以上两型的临床表现。

4．慢性菌痢

急性细菌性痢疾反复发作或迁延不愈，病程超过 2 个月以上。

（四）临床检查

1．血常规检查

急性菌痢白细胞总数和中性粒细胞多增加，中毒型菌痢可达（15～30）×10^9/L 以上，有时可见核左移。慢性菌痢常有轻度贫血血象。

2．粪便常规

为黏稠的脓血便或黏液便，无粪质，有时为稀便，水样便。镜检：可见大量白细胞（或脓细胞），一般高倍镜每视野平均≥15 个，少量红细胞和巨噬细胞。血水便者红细胞可满视野。

（五）鉴别诊断

急性菌痢须与急性阿米巴痢疾、细菌性胃肠型食物中毒及其他病原菌引起的急性肠道感染相鉴别。

慢性菌痢须与结肠癌及直肠癌、慢性非特异性溃疡性结肠炎、慢性血吸虫病相鉴别。

中毒型菌痢中，休克型须与败血症及暴发型流行性脑脊髓膜炎等其他感染性休克鉴别；脑型须与流行性乙型脑炎鉴别。

三、实验室检查

（一）细菌培养

粪便培养出痢疾杆菌可以确诊，同时应做药物敏感试验以指导临床合理选用抗菌药物治疗。为提高细菌培养阳性率，应在应用抗菌药物前采样，标本必须新鲜及取粪便脓血部分及时送检，早期多次送检可提高细菌培养阳性率。

（二）特异性核酸检测

采用核酸杂交或聚合酶链反应（PCR）可直接检查粪便中的痢疾杆菌核酸，具有灵敏度高、特异度高、快速简便、对标本要求较低等优点。

四、流行病学

（一）流行三环节

1. 传染源

细菌性痢疾传染源包括患者和病原携带者。

（1）急性患者　急性患者排泄次数多，病菌排放量大，流行季节发患者群多，是重要的传染源。

（2）慢性患者　多由急性患者迁延而形成，病程超过两个月者称为慢性患者。慢性痢疾的病程较长，长期储存痢疾病原体，在维系流行过程连续性方面起着重要作用。

（3）病原携带者　病原携带者可分为病后携带者和无症状携带者。患者愈后1~2周内仍带菌者占45%左右。3~4周内占22%，5~7周占6%，少数病原携带者排菌时间超过8周。病原携带者排菌量虽然小，排菌呈间歇性，但他们是保存和扩散病原体使菌痢终年不断的原因之一。

2. 传播途径

痢疾杆菌随粪便排出体外，通过手（日常生活接触）、食物、水或苍蝇经口感染。

（1）日常生活接触传播　主要通过患者或带菌者的手及其粪便污染日常用品而传播。痢疾经手污染生活用品的频率较高,在日常生活接触传播中起主要作用,尤其是卫生习惯较差的儿童中,手的作用更加突出,故菌痢称为"脏手病"。在人口密度大、卫生设备简陋及卫生制度不健全的集体单位,特别是托幼机构,常因日常生活接触而引起暴发流行。

（2）经食物传播　生吃未经消毒洗净处理的瓜果常可引起痢疾散发病例,亦可造成暴发或流行。

（3）苍蝇等媒介传播　苍蝇兼食粪便和食物,易造成食物污染。

（4）经水传播　水源一旦被痢疾杆菌污染可造成菌痢的暴发流行。

3．易感人群

本病男女老幼普遍易感,患病后感染后可保持一定时间的短期免疫力,各菌群（型）间无交叉免疫,故易发生重复感染。

（二）流行特征

细菌性痢疾主要集中在温带或亚热带国家。卫生条件好、有良好的卫生习惯和安全供水的地区病例很少,多呈散发状况,反之卫生条件差,安全食品和安全用水没有保障的地区则可有食物型或水型菌痢暴发疫情。终年均可发生,一般从5月开始上升,8～9月发病达高峰,10月以后逐渐下降。菌痢在各年龄段均可发生。一般婴儿发病率低,1岁以后突然升高,绝大多数的菌痢病例和死亡病例发生于5岁以下的儿童,其次是年老人群及营养不良人群。儿童,特别是条件较差的托幼机构的儿童是菌痢暴发的危险人群。

五、预防控制

（一）一般性措施

利用多种形式,普及卫生防病知识,把健康教育的内容和方法搞的通俗易懂,群众喜闻乐见,把讲卫生防疾病的方法交给群众,使广大群众养成良好的卫生习惯,把住"病从口入"这一关。重点的健康教育内容应包括:饭前便后要洗手、生吃瓜果要洗净、不喝生水、不吃腐败变质的食物等。

（二）针对性措施

1．加强疫情监测工作,做好传染源管理

急、慢性患者及带菌者为本病的传染源。早期发现患者和带菌者,及时隔离、彻底治疗是本病的重要措施。急性患者应住院或在家中按肠道传染病隔离、消毒和彻底治疗。临床症状消失、隔日大便培养连续两次阴性者（基层医院不具备细菌培养条件者,经正规治疗,待症状消失、大便正常1周后）可解除隔离。慢性痢疾和带菌者应定期进行访视管理,并通过药敏试验选择最敏感的药物给予彻底治疗,待粪便培养连续 2 次(每次间隔 1 周)均为阴性,方可解除访视管理。对重点行业的从业人员,包括食品生产经营人员、供、管水人员、托幼机构保育员等每年必须进行健康检查(包括粪便培养);新参加工作和临时参加工作的重点行业人员必须进行健康检查,取得健康证明后方可参加工作。凡患有细菌性痢疾(包括带菌者)的人员,不得参加接触直接入口食品的工作和其他重点行业的工作。

2. 切断传播途径

做好饮水、饮食卫生,加强粪便管理,消灭苍蝇等传播媒介。

3. 预防接种,提高人群免疫力

接种疫苗,提高机体自身的抵抗能力,是预防传染病的最佳手段。我国学者利用基因工程技术,研制成功双价痢疾活疫苗。经过两次大规模的随机双盲人群观察,研究结果显示在 6 个月观察期,其对福氏志贺菌 2 年保护率在 65.6%,对宋内志贺菌 7S 株保护率在 82.32%,交叉保护其他痢疾菌型的概率在 50%。

第十四节　猩红热

猩红热(scarlet fever)是链球菌病的一种类型,为 A 群溶血性链球菌感染引起的急性呼吸道传染病。其临床特征为发热、咽峡炎、全身弥漫性鲜红色皮疹和疹退后明显的脱屑。少数患者患病后出现变态反应性心、肾、关节的损害。本病一年四季都有发生,尤以冬、春季发病为多。多见于小儿,尤以 5～15 岁居多。在世界的某些地方病死率可以高达 3%。

一、病原学

(一)病原分类

猩红热病原体 A 组链球菌属于链球菌属,A 组链球菌因地理位置和时间分布的不同可多达 130 余个血清型。引起皮肤感染的 A 组链球菌通常在血清学上有别于引起喉部感染的细菌。

(二)病原特征

在引起猩红热的链球菌中,曾发现过 3 种不同免疫型别的红疹毒素(致热性外毒素 A,B 和 C)。80%的中毒性休克综合征患者分离菌株产生致热性外毒素 A。虽然 β 型溶血毒素是 A 组链球菌的特征,但 B 组、C 组和 G 组的

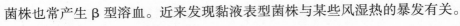

菌株也常产生 β 型溶血。近来发现黏液表型菌株与某些风湿热的暴发有关。

（三）理化特性

A 组 β 型溶血性链球菌对热及干燥抵抗力较弱，加热 56 ℃ 30 min 及一般消毒剂均可将其杀灭，但在痰及脓液中可生存数周。

二、临床表现

（一）潜伏期和传染期

潜伏期为 1～7 d，多数为 2～3 d。

（二）临床症状和体征

起病多急骤，以发热、咽峡炎和皮疹为主要临床表现。

1. 普通型

较为典型的临床表现包括：

（1）发热。患者大多骤起畏寒、持续性发热，重者体温可达 39 ℃～40 ℃，可同时伴头痛、全身不适等症状。

（2）咽峡炎。咽痛、吞咽困难，咽红肿，局部可见点状或片状分泌物，易被擦去。

（3）皮疹。皮疹为猩红热最重要的症候之一。多数于发热 24 h 内出现皮疹，一般始于耳后、颈部及上胸部，然后迅速蔓延并遍布全身，最后及于下肢，少数需经数天才蔓延及全身。典型的皮疹为在全身皮肤充血发红的基础上散布着针帽大小、密集而均匀的点状充血性红疹，手压全部消退，去压后复现。偶呈"鸡皮样"丘疹，中毒重者可有出血疹，患者常感瘙痒。在皮肤皱处，皮疹密集或由于摩擦出血呈紫色线状，称之为"线状疹"（又称 Pastia 线、帕氏线）。面部充血潮红，可有少量点疹，口鼻周围相形之下显得苍白，称"口周苍白圈"。病初起时，舌被白苔，乳头红肿，突出于白苔之上，以舌尖及边缘处为显著，称为"草莓舌"；2～3 d 后白苔开始脱落，舌面光滑呈肉红色，并可有浅表破裂，乳头仍突起，称"杨梅舌"。多数情况下，皮疹与 48 小时达到高峰，然后按照出疹顺序开始消退，2～3 d 退尽，重症者可持续 5～7 d。疹退后开始出现皮肤脱屑，皮疹密集处脱屑明显，脱屑部位的先后顺序与出疹的顺序一致。其中，躯干多为糠状脱皮，手掌足底皮厚处多见大片膜状脱皮，甲端龇裂样脱皮是典型表现。脱皮持续 2～4 周，严重者可有暂时性脱发。近年来以轻症患者较多，常常仅有低热、轻度咽痛等症状；皮疹稀少，消退较快，脱屑较轻，但仍可引起变态反应性并发症。

2. 脓毒型

咽峡炎中的化脓性炎症，渗出物较多，往往形成脓性假膜，甚至局部黏膜可发生溃疡。细菌扩散到附近组织，可形成化脓性中耳炎、鼻旁窦炎、乳突炎、颈部淋巴结炎症，甚至颈部软组织炎，还可以引起败血症。目前较为罕见。

3. 中毒型

临床表现主要为中毒血症。高热、剧烈呕吐、头痛，甚至神志不清、中毒性心肌炎及感染性休克。咽峡炎不重但皮疹明显，可为出血性皮疹。但若发生休克，则皮疹常变成隐约可见。病死率高，目前亦很少见。

4. 外科型

包括产科型，病原菌由伤口或产道侵入而致病，伤口周围先出现皮疹，由此延及全身，但无咽炎，全身症状大多较轻，预后较好。可从伤口分泌物中培养出病原菌。

（三）临床检查

1. 血常规

白细胞总数$(10～20)×10^9/L$或更高，中性粒细胞可达80%以上，严重者胞浆中可见中毒颗粒。出疹后嗜酸性粒细胞增多，占5%～10%。

2. 尿液

常规检查一般无明显异常。如发生肾脏变态反应并发症时，可出现尿蛋白，并出现红、白细胞和管型。

（四）鉴别诊断

1. 与其他咽峡炎

在出皮疹前咽峡炎与一般急性咽喉炎无法区别。白喉患者的咽峡炎比猩红热患者轻，假膜较坚韧且不易抹掉，而猩红热患者咽部脓性分泌物容易被抹掉。但须注意，猩红热与白喉有合并存在的可能，应仔细进行细菌学检查。

2. 与其他发疹性疾病

（1）麻疹 有明显的上呼吸道卡他症状。皮疹在发热第4天出现，大小不等，形状不一，为暗红色斑丘疹，皮疹之间有正常皮肤，面部皮疹多于躯干部。有科氏斑，无草莓舌、杨梅舌。

（2）风疹 起病第1天即出皮疹。开始呈麻疹样，很快增多且可融合成片，类似猩红热，但无弥漫性皮肤潮红。皮疹于发病3 d后消退，无脱屑。咽部无炎症。耳后淋巴结常肿大。

（3）药疹 有用药史。皮疹有时可呈多样化表现，既有猩红热样皮疹，同时也有荨麻疹样疹。皮疹分布不均匀，出疹顺序也不像猩红热那样由上而下，由躯干到四肢。无草莓舌和杨梅舌，除因患者咽峡炎而服药引起药疹者外，一般无咽峡炎症状。病原菌培养阴性，停药后皮疹减轻。

（4）其他细菌感染 金葡菌、C群链球菌、缓症链球菌也有能产生红斑毒素的菌株,其毒素的生物特性虽与 A 群链球菌的红斑毒素不相同,但引起的猩红热样皮疹则无明显区别,鉴别主要依据细菌培养。缓症链球菌在 20 世纪 90 年代初在江苏发生过暴发流行,部分重症患者出现了与中毒性猩红热类似的临床表现,已研究得知此由与 A 群的毒素不相同的一种外毒素引起。

三、实验室检查

（一）血清学诊断

可用免疫荧光法检查咽拭子涂片可快速诊断。

（二）病原学诊断

咽分泌物和其他病灶分泌物培养可有溶血性链球菌生长。

四、流行病学

（一）流行的三个环节

1. 传染源

主要是患者和带菌者。A 组 β 型溶血性链球菌引起的咽峡炎,排菌量大且不被隔离,是重要的传染源。

2. 传播途径

主要经空气飞沫传播。亦可经皮肤伤口或产道等处感染。

3. 易感人群

普遍易感。感染后人体可产生抗菌免疫和抗毒免疫。抗菌免疫具有型特异性,可抵抗同型菌的侵犯,但对不同型的链球菌感染无保护作用。抗红疹毒素的免疫力较持久,但由于红疹毒素有多种血清型,其间无交叉免疫,若感染另一种红疹毒素的 A 组链球菌仍可再发病。

（二）流行特征

全年均可发病,多见于温带地区,寒带及热带少见。冬春季多,夏秋季少。可发生于任何年龄,但以 5～15 岁为好发年龄。

五、预防控制

（一）一般性措施

疾病流行期间,应加强防病宣传,儿童应避免到公共场合活动,儿童机构开展晨检。

（二）针对性措施

1. 隔离患者

应对患者进行隔离治疗。住院或家庭隔离至咽拭子培养 3 次阴性,且无化脓性并发症出现,可解除隔离(自治疗日起不少于7 d)。收患者时,应按照入院先后进行隔离。咽拭子培养持续阳性者应延长隔离期。

2. 接触者处理

儿童机构发生猩红热患者时,应严密观察接触者(包括儿童及工作人员)7 d,晨检,有条件可做咽拭子培养。对可疑猩红热、咽峡炎及带菌者,都应给予隔离治疗。

(三) 暴发流行措施

对幼托、学校等集体单位疫点开展终末消毒,校舍、家庭开窗通风,保持空气新鲜和阳光充足,勤晒衣被。幼托、学校等集体单位在疫情控制期间,应暂停集体活动和插(并)班,减少人群接触机会。必要时提出有关停课、停工、停业;限制或停止集市、影剧院演出或者人群聚集的活动等特别紧急措施,并报上级人民政府批准后实施。

其他常见传染病的预防控制

第一节　钩端螺旋体病

钩端螺旋体病（ieptospirosis）是由各种不同型别的致病性钩端螺旋体所引起的一种急性、全身性感染性、自然疫源性疾病，属于乙类传染病，也是洪涝等自然灾害后重点监测的疾病之一。钩端螺旋体疫苗被列入国家扩大免疫规划。

有关钩端螺旋体病的最早记载是在 1886 年，德国医师 Weil 观察到发热并伴有黄疸和肝、肾功能损害为特征的临床病例，这些病例与其他已知的传染性黄疸存在明显不同，因而钩端螺旋体病又称"外耳病"（weill disease）。1914—1915 年，稻田和他的同事从发病的日本煤矿工人成功分离到钩端螺旋体。钩端螺旋体病在世界五大洲广泛分布，是不可忽视的公共卫生问题。自 1955 年，我国曾发生数十次规模较大的钩端螺旋体病流行，但近年来钩端螺旋体病发病率呈现平稳下降的趋势。

一、病原学

（一）病原分类

钩端螺旋体属于螺旋体目（order Spiroehaetalis）密螺旋体科（family Trepo-nema-taceae），钩端螺旋体属（genus Leptospira）。是一种纤细的螺旋状微生物，菌体有紧密规则的螺旋，长 4～20 μm，宽约 0.2 μm。钩端螺旋体属分为两个种,即问号钩端螺旋体(*L. interrogens*)和双曲钩端螺旋体(*L. biflexa*),前者对人与动物致病,后者自由生活。

（二）病原特征

钩端螺旋体不易着色,在普通显微镜下难以看到,需用暗视野显微镜观察,在黑色背影下可见到发亮的活动螺旋体。亦可用镀银法染色检查,菌体呈深褐色或黑色。由于钩端螺旋体的直径很小,菌体柔软易弯曲以及其特有的运动方式,所以能穿过孔径为 0.1 ~ 0.45 μm 的滤膜,并能穿入含 1% 琼脂的固体培养基内活动。

（三）理化特性

钩端螺旋体对热、酸、干燥和一般消毒剂都敏感。在人的胃液中 30 min 内可死亡。在胆汁中迅速被破坏,以致完全溶解。在碱性水中(pH 7.2 ~ 7.4)能生存 1 ~ 2 个月,在碱性尿中可生存 24 h,但在酸性尿中则迅速死亡。

50 ℃ ~ 56 ℃ 30 min 或 60 ℃ 10 min 均能致死,但对低温有较强的抵抗力,经反复冰冻溶解后仍能存活。钩端螺旋体对干燥非常敏感,在干燥环境下,数分钟即可死亡。常用的消毒剂如:1/20 000 来苏尔溶液、1/1 000 石碳酸、1/100 漂白粉液均能在 10 ~ 30 min 内杀死钩端螺旋体。

二、临床表现

（一）潜伏期和传染期

潜伏期一般为 7 ~ 15 d,平均为 10 d。

钩端螺旋体在动物的肾脏内生长繁殖,菌随尿排出,污染水及土壤。带菌期猪排菌可达 1 年;鼠、犬排菌可长达数月至数年。患者在发病 1 周后,进入菌尿症期,可从尿液中排出钩端螺旋体,从恢复期患者的尿液中,也可分离出钩端螺旋体,但人尿大多呈酸性,不利于钩端螺旋体生长,污染水源机会远比鼠类和家畜少。

（二）临床症状和体征

1. 发病初期症状

早期,即钩端螺旋体血症期,一般是起病后 3 d 内,主要有三大症状(即寒热、酸痛和全身乏力)和三大体征(即眼红、腿痛和淋巴结肿大)。

（1）发热　多数患者起病急骤,伴畏寒及寒战,少数患者于发热前一两天可能有软弱,乏力,发热多为稽留型,部分患者为弛张热,体温 39 ℃上下,热程 7 d 左右,亦可达 10 d,脉搏常增速。

（2）头痛、身痛　头痛有时很突出,直至恢复期仍诉头昏、头痛。全身肌肉酸痛明显,有些患者颈部、膝、大腿,以至胸、腹、腰背肌都痛。

（3）全身乏力 特别是腿软明显，有时行动困难或不能站立和下床活动。

（4）眼结膜充血 在发病早期出现，以后迅速加重，重者全结膜除角膜周边外，均明显充血，整个结膜呈红色或粉红色，小血管交织成细网状，有时有结膜下出血；但无分泌物，疼痛或畏光感，充血在热退后仍持续存在。

（5）腓肠肌疼痛、压痛 在发病第1天即可出现，轻者仅感小腿胀，压之轻度痛，重者小腿痛剧烈，犹如刀割，不能走路，轻压即痛，甚至拒按。

（6）淋巴结肿大 一般自发病第2天即可出现，以腹股沟淋巴结多见，其次是腋窝淋巴群，一般为黄豆或蚕豆大，个别如鸽蛋大，表面多隆起，质软，有压痛，但无红肿，亦不化脓。

此外，本病早期还可能出现其他的症状和体征，如咽痛、咳嗽、咽部充血、扁桃体肿大、咽腭黏膜有小出血点、消化道出现恶心、呕吐、腹泻等症状，个别患者也可出现溶血性贫血，中毒性精神症状或中毒性心肌炎症状。

2. 典型症状

钩端螺旋体病临床类型多，表现多样，主要有以下症状和体征，可分为5个型：

（1）流感伤寒型 临床表现以发热、头痛、全身肌痛，浅表淋巴结肿痛、结膜充血和腓肠肌痛为其特征（三症状和三体征）。无明显器官损伤或器官系统功能衰竭表现，流感伤寒群、波摩那群、七日热群等毒力较弱地钩体感染，一般都表现为此型，注意此型易漏诊和误诊。

（2）肺弥漫出血型 发病后2～3 d，突然出现面色苍白或青紫，心率、呼吸进行性增快，双肺布满湿罗音，血痰，咯血，临终从口鼻喷出或涌出大量鲜血，患者立即死亡，此型病死率最高，应及时治疗。

（3）黄疸出血型 病初有钩端螺旋体感染中毒症候群，继而出现黄疸的特征，可伴有出血和肝、肾功能受损。

（4）脑膜脑炎型 起病急，病初有钩端螺旋体感染中毒症候群，病程的4～7 d出现脑膜炎和脑炎症状体征，多脏器受损表现。

（5）肾型 发病初有钩端螺旋体病全身感染中毒症候群，发病3 d后出现肾实质损害表现，肾区痛，尿中有蛋白、红细胞、白细胞和管型，少尿和无尿，血液中非蛋白氮增高。

特别注意的是洪水型流行的轻型患者又未得到有效抗生素治疗，在急性期退热后6个月内（个别长达9个月）可再次出现一些症状或器官损害表现，如后发热，以葡萄膜炎为主的眼后发症，变态反应性脑膜炎、闭塞性脑动脉炎等神经系统后发症。

（三）临床检查

常规检查血白细胞总数和中性粒细胞轻度增高或正常，黄疸出血型常增高，白细胞总数 $>20 \times 10^9/L$ 或 $<4 \times 10^9/L$ 者少见，血沉常持续增高，黄疸出血型更显著，早期尿内可有少量蛋白，红、白细胞及管型，这些改变在 70% 左右的患者中出现。

（四）鉴别诊断

1. 发热

与其他急性发热性疾患鉴别的有：流感、上呼吸道感染、伤寒、疟疾、急性血吸虫病、恙虫病、肺炎、流行性出血热等。除依靠临床特点外，流行病学史往往对鉴别诊断提供线索，尿检查的不正常结果以及氮血症的出现对鉴别诊断常可提供重要依据。

2. 黄疸

应与黄疸型肝炎鉴别。一般情况下黄疸型肝炎起病缓慢，体温正常或仅有低热，白细胞计数多偏低或正常，血沉不增快，而本病则相反。至于阻塞性黄疸，一般无急性传染性热性疾病的发病经过，不难加以鉴别。在与黄疸性疾患鉴别时，尿常规以及血非蛋白氮检查往往有助。本病的黄疸患者多伴有肾脏改变，而其他黄疸患者则较少有。

3. 肾炎

有肾损害而无黄疸的钩端螺旋体病患者需与肾炎相鉴别。其鉴别要点为本病具有急性传染性热性发病过程，有结膜充血征，肌疼明显，血压一般正常，无浮肿等。

4. 肌疼

有时需与急性风湿热相鉴别。急性风湿热的疼痛多为游走性，并在关节附近明显，而本病则以肌痛为主，且以腓肠肌为著。

5. 出血

从周围血象及骨髓细胞检查可以与出血性血液病如白血病、血小板减少性紫癜及再生不良性贫血鉴别。其他出血性败血症病程一般较凶险，死亡率高，从流行病学可加以鉴别。

6. 脑膜脑炎

脑膜脑炎型钩端螺旋体病与流行性乙型脑炎都在夏、秋季流行，常可混淆。乙型脑炎多见于儿童，病情较凶险，抽搐、昏迷等脑症状一般比本病明显，无明显结膜充血及腓肠肌压疼等体征。白细胞总数较高，尿检查多无改变，无接触疫水历史。

三、实验室检查

从患者的血液或脑脊液或尿液分离到钩端螺旋体,或检测到钩端螺旋体核酸。利用血清学方法,患者恢复期血清比早期血清抗钩端螺旋体抗体效价4倍或4倍以上升高。

四、流行病学

(一)流行三环节

1. 传染源

主要的传染源是鼠类和家畜,如猪、犬、牛、羊、马等。患者、病原携带者作为传染源的意义相对较小。

2. 传播途径

(1)间接接触 是主要方式,人们在下田割稻、接触生活用水、抗洪、泅渡、开荒生产、饲养家畜、宰割病畜及坑道井下作业接触被污染的疫水或土壤均可受到感染。

(2)直接接触 病原体通过破损的皮肤或消化道、呼吸道和生殖系统的黏膜侵入体内而受染;患钩体病的孕妇可经胎盘传给胎儿。实验室操作、处理含菌物或感染动物也有受染可能。

3. 人群易感性

人们对钩体病普遍易感。非疫区居民进入疫区,尤易受染。病后对同型钩体产生特异免疫,但对其他型钩体仍可感染。钩体以体液免疫为主,型特异性抗体可保持多年。

(二)流行特征

1. 流行形式

主要为稻田型、洪水型及雨水型。我国南方各省以稻田型为主,主要传染源是鼠类,以黑线姬鼠为主。北方各省呈洪水型暴发流行;平原低洼地也可呈雨水型,主要传染源为猪。当南方各省发生洪水暴发流行时,猪也是主要传染源。

2. 发病季节

稻田型主要集中于夏季之交水稻收割期间,以7~9月为高峰。在双季稻区有两个高峰。洪水型发病高峰与洪水高峰一致,常在6~9月。

3. 人群分布

钩端螺旋体病在各年龄组中均可发病,以15~34岁的青壮年发病最多,约占70%。年龄分布还有一定的地域差异,南方以15~19岁,北方以10~14

岁病例居多。近年来,由于大批青、壮年农民外出务工,大年龄组人群发病数有所增多。

男性病例显著多于女性,男、女病例数之比约为2∶1,与农村地区男性为主要劳动力有关。性别与职业的发病情况常取决于与传染源及疫水接触的频度。农民、渔民发病率较高,畜牧业及屠宰工人常与病畜接触,亦易发病。

五、预防控制

（一）一般性措施

1. 健康教育和健康促进

对日常从事田间作业、接触疫水几率较大的人员作为重点对象,普及钩体病预防知识,提高公众自我保健能力。提倡圈养猪、开展灭鼠等爱国卫生运动。

2. 防鼠、灭鼠和环境整治

对疫区进行流行病学监测,做好防鼠、灭鼠工作;结合农田基本建设改造各种类型的疫源地,减少鼠类栖息场所,兴修水利防治洪涝灾害;对于屠宰场、鱼肉类加工场所及猪栏、马厩等动物饲养场所,应搞好环境卫生,并定期整治污染的外环境。

（二）针对性措施

1. 消灭和控制传染源

加强对带菌家畜特别是猪、犬、牛的管理,搞好饲养圈舍的防鼠设施,对疑有钩体病的家畜应进行隔离和治疗。

2. 切断传播途径

在水稻收割时先放干田水,穿高筒靴,减少与疫水接触机会;在疫区池塘、湖泊、江河中从事生产劳动、捕鱼时应做好防护工作;举行水上运动项目时,应做好危害评估,采取保护和应急处置措施。

（三）洪涝灾区应急处理

在钩体病流行严重的地区,可在流行期前(4~5月)进行疫苗接种以提高人群免疫力;必要时采取预防服药(如强力霉素)的方法紧急预防钩体病的流行。

参加抗洪抢险的人员应在接种疫苗后15 d才能进入疫区工作,必要时可采用药物预防的方法。口服强力霉素,每日100 mg一次服用,连服2 d,隔1周再重复即可。

第二节　梅　毒

梅毒（syphilis）是由苍白（梅毒）螺旋体引起的慢性、全身性性传播疾病（sexually transmitted disease，STD），属乙类传染病，是流行范围比较广的性病之一。主要通过性交等方式由破损处传染，当易感人群破损处接触到带有螺旋体的体液后即可能获得感染。在临床上梅毒可表现为一期梅毒（primary syphilis）、二期梅毒（secondary syphilis）、三期梅毒（tertiary syphilis）、隐性（潜伏）梅毒（latent syphilis）和胎传（先天）梅毒（congenital syphilis），几乎可引起人体全身所有组织和器官的损害和病变，产生功能障碍，甚至死亡。

梅毒的称呼首次出现在 16 世纪，因意大利医生吉罗拉莫·弗拉卡斯托罗（Girolamo Fracastoro）所写的《Syphilis，or French Disease》而得名，并被沿用至今。梅毒螺旋体于 1905 年 3 月 3 日被德国科学家绍丁和霍夫曼（Schaudinn & Hoffmann）发现。

一、病原学

（一）病原分类

梅毒的病原体为梅毒螺旋体，因为该病原体折光性强，不易着色，故又被称为苍白螺旋体，属于密螺旋体属（*Treponema*），具有细菌所有的基本结构，同时又与原生动物（原虫）相似，故而认为在生物学位置上，螺旋体是介于细菌与原虫之间的一类微生物。

（二）病原特征

梅毒螺旋体细长，是一种小而纤细的螺旋状微生物，长约 7～14 μm，直径约 0.25 μm。形似细密的弹簧，螺旋弯曲规则，平均 8～14 个，螺旋等距约为 1 μm，螺旋两端尖直。梅毒螺旋体在适宜条件下可以横断分裂的方式繁殖，其世代增殖时间为约为 30～33 h。

在感染梅毒螺旋体后，梅毒螺旋体大量分布于早期感染者皮肤黏膜损害处表面，也常见于唾液、乳汁、精液、尿液、阴道分泌物中。

（三）理化特征和抗生素敏感性

1. 理化特征

梅毒螺旋体属厌氧微生物，可在人体内长久生存和繁殖，但在体外不易存活，并且对温度、干燥均特别敏感，离体干燥 1～2 h 即死亡。梅毒螺旋体不耐温热，41 ℃水中存活 2 h 即死亡，煮沸（100 ℃）可在短期内立即将其杀死。另外，梅毒螺旋体耐寒力强,0 ℃冰箱可存活48 h,一般48~72 h内方会死亡;如将梅毒病损标本置于冰箱内,经1周仍可致病。在低温(-196 ℃~-78 ℃)下,如在固体CO_2冷冻下可存活数年并保持其形态。干燥、阳光、肥皂水很容易将其杀死。此外,梅毒螺旋体对化学消毒剂敏感,在1%~2%碳酸中存活数分钟后死亡,汞剂、苯酚、乙醇等常用的消毒杀菌剂亦很容易将其杀死。

2. 抗生素敏感性

梅毒螺旋体具有抗生素敏感性,对青霉素、四环素、砷剂等抗生素皆敏感,使用一定剂量的抗生素是治疗梅毒的主要手段。然而,近期的研究发现梅毒螺旋体的变异株即大环内酯类耐药株已经开始在许多国家流行,并且有快速扩散的趋势。

二、临床表现

主要临床特征

(一)一期梅毒

1. 病史

有感染史,潜伏期一般为2~4周。

2. 临床表现

(1)典型硬下疳　一般单发,1~2 cm大小,圆形或椭圆形,稍高出皮面,呈肉红色的糜烂面或浅在性溃疡。疮面清洁,分泌物量少,周边及基底浸润明显具软骨样硬度,无痛。多发于外生殖器,也可见于肛门、宫颈、口唇、乳房等部位。

(2)腹股沟或患部近卫淋巴结可肿大　常为数个,大小不等,质硬,不粘连,不破溃,无痛。

3. 实验室检查

(1)暗视野显微镜检查　皮肤黏膜损害或淋巴结穿刺液可查见梅毒螺旋体。

(2)梅毒血清学试验　梅毒血清学试验阳性。其中,具有特异性的梅毒螺旋体抗原血清学试验(FTA-ABS和TPPA)在硬下疳发生1~2周后开始出现阳性,非螺旋体抗原血清学试验(RPR)在硬下疳发生3~4周后开始出现阳性。因此,如果临床上怀疑梅毒而血清反应阴性,应当过1~2周再复查。如果皮疹已出现1~2个月但血清反应仍阴性,则可以排除梅毒了。

(二)二期梅毒

1. 病史

有感染史,可有一期梅毒史,病期2年以内。

2. 临床表现

（1）皮疹　包括斑疹、斑丘疹、丘疹、鳞屑性皮疹及脓疱疹等，常泛发对称；掌跖易见暗红斑及脱屑性斑丘疹；外阴及肛周皮疹多为湿丘疹及扁平湿疣等，不痛可有瘙痒。头部可出现虫蛀样脱发。二期复发梅毒，皮损局限，数目较少，尚可见环形皮疹。

（2）口腔可发生黏膜斑　尚可出现眼损害、骨损害、内脏及神经系统损害等。

（3）全身可出现轻微不适及浅表淋巴结肿大。

3. 实验室检查

（1）暗视野显微镜检查　二期皮疹尤其扁平湿疣、湿丘疹及黏膜斑，易查见梅毒螺旋体。

（2）梅毒血清学试验　非梅毒螺旋体抗原血清学试验及梅毒螺旋体抗原血清学试验为强阳性。

（三）三期梅毒（晚期梅毒）

1. 病史

有感染史，可有一期或二期梅毒史。病期 2 年以上。

2. 临床表现

常见结节性皮疹、近关节结节及皮肤、黏膜、骨骼树胶肿等。心脏血管系统受累以单纯性主动脉炎、主动脉瓣闭锁不全和主动脉瘤多见。神经系统受累以梅毒性脑膜炎、脊髓痨和麻痹性痴呆多见。

3. 实验室检查

（1）梅毒血清学试验　非梅毒螺旋体抗原血清学试验大多阳性，亦可阴性，梅毒螺旋体抗原血清学试验为阳性。

（2）组织病理检查　有三期梅毒的组织病理变化。

（3）脑脊液检查　神经梅毒：淋巴细胞 $\geqslant 10 \times 10^6$/L，蛋白量 > 50 mg/dL，VDRL 试验或 FTA-ABS 试验阳性。

（四）潜伏梅毒（隐性梅毒）

1. 病史

有感染史，可有一期、二期或三期梅毒史。

2. 临床表现

无任何梅毒性的临床症状和体征。病期 2 年内为早期潜伏梅毒，2 年以上为晚期潜伏梅毒。

3. 实验室检查

非梅毒螺旋体抗原血清学试验阳性，梅毒螺旋体抗原血清学试验阳性

（需排除生物学假阳性），脑脊液检查阴性。

（五）先天梅毒（胎传梅毒）

1. 生母为梅毒患者

2. 临床表现

（1）早期先天梅毒（2 岁以内）　相似获得性二期梅毒，但皮损常有红斑、丘疹、糜烂、水疱、大疱、皲裂和骨软骨炎、骨炎及骨膜炎等，可有梅毒性鼻炎及喉炎、淋巴结肿大、肝脾肿大、贫血等。

（2）晚期先天梅毒（2 岁以上）　相似获得性三期梅毒，但以间质性角膜炎、赫秦生齿、马鞍鼻、神经性耳聋等为较常见的特征，还可出现皮肤、黏膜树胶肿及骨膜炎等。

（3）先天潜伏梅毒　除感染源于母体外，余同获得性潜伏梅毒。

3. 实验室检查

（1）暗视野显微镜检查　早期先天梅毒皮肤及黏膜损害或胎盘中可查到梅毒螺旋体。

（2）梅毒血清学试验　非梅毒螺旋体抗原血清学试验阳性，其抗体滴度等于或高于母亲 2 个稀释度（4 倍）有确诊意义。梅毒螺旋体抗原血清学试验阳性，其 IgM 抗体检测阳性有确诊意义。

三、鉴别诊断

梅毒的临床表现复杂，要鉴别的疾病很多，鉴别时要注意以下事项：① 有无感染史；② 皮疹的临床特点；③ 梅毒螺旋体检查；④ 梅毒血清反应；⑤ 必进行组织病理学检查。

（一）一期梅毒

1. 硬下疳

需与软下疳、生殖器疱疹、性病性淋巴肉芽肿、糜烂性龟头炎、白塞病、固定型药疹、癌肿、皮肤结核等鉴别。

2. 梅毒性腹股沟淋巴结肿大

需与软下疳、性病性淋巴肉芽肿鉴别。

（二）二期梅毒

1. 梅毒性斑疹

需与玫瑰糠疹、银屑病、白癜风、花斑癣、药疹、多形红斑、远心性环状红斑等鉴别。

2. 梅毒性丘疹、斑丘疹和扁平湿疣

需与银屑病、体癣、扁平苔藓、毛发红糠疹、尖锐湿疣等鉴别。

3．梅毒性脓疱疹

需与各种脓疱病、脓疱疮、臁疮、雅司、聚合性痤疮等鉴别。

4．黏膜梅毒疹

需与传染性单核细胞增多症、地图舌、鹅口疮、扁平苔藓等鉴别。

（三）三期梅毒

1．结节性梅毒疹

需与寻常狼疮、类肉瘤、瘤型麻风等鉴别。

2．树胶肿

需与寻常狼疮、瘤型麻风、硬红斑、结节性红斑、小腿溃疡、脂膜炎、癌肿等鉴别。

3．神经梅毒

血清和脑脊液的梅毒血清学试验对各型神经梅毒的鉴别诊断十分重要。

（1）梅毒性脑膜炎 需与由各种原因引起的淋巴细胞性脑膜炎相鉴别，包括结核性脑膜炎、隐球菌性脑膜炎、钩端螺旋体病和莱姆病等。

（2）脑膜血管梅毒 需与各种原因引起的脑卒中相鉴别，包括高血压、血管硬化性疾病、脑血栓等。

（3）脊髓脑膜血管梅毒 需与各种原因引起的横断性脊髓炎相鉴别，包括前脊髓动脉阻塞、脊髓硬脑膜外脓肿或感染性肉芽肿、硬脑膜出血、肿瘤脑转移等。

（4）全身性麻痹病 需与脑肿瘤、硬膜下血肿、动脉硬化、老年性痴呆、慢性酒精中毒和癫痫发作等相鉴别。

（5）脊髓痨 需与 Adie 综合征、糖尿病性假脊髓痨等鉴别。

4．心血管梅毒

梅毒性主动脉瘤需与严重主动脉硬化症相鉴别；梅毒性冠状动脉病需与冠状动脉粥样硬化相鉴别；梅毒性主动脉瓣闭锁不全需与慢性单纯性主动脉瓣闭锁不全相鉴别。

四、流行病学

（一）流行三环节

1．传染源

梅毒患者是唯一的传染源。

2．传播途径及易感者

梅毒螺旋体大量存在于皮肤黏膜损害表面，也见于唾液、乳汁、精液等中。梅毒的传播途径主要有性传播、血源性传播、母婴传播。

（1）性接触传播 性接触传播是梅毒螺旋体最主要的传播途径。临床上有90%以上的梅毒病例是通过与梅毒感染者进行性接触而被传染上的。在感染梅毒螺旋体后第1年内，患者具有很强的传染性，随着病程的延长，梅毒螺旋体的传染性越来越小；感染后4年，通过性接触基本无传染。性接触的方式包括阴道交、肛交、口交、深度接吻等。

（2）血源性传播 梅毒可通过输血方式进行传播。如果健康人或患有其他各种疾病的患者输入了由梅毒患者提供的血液或血液制品，就可能使受血者感染梅毒。

（3）母婴传播或垂直传播 梅毒螺旋体可通过体内的胎盘屏障感染胎儿。如果孕妇感染了梅毒，在怀孕期间可通过胎盘而使胎儿传染梅毒。孕妇患有梅毒，未经及时发现和治疗，或治疗不彻底，梅毒螺旋体可通过胎盘传染给胎儿，使胎儿感染梅毒。除通过胎盘屏障这一途径外，在分娩过程中，当胎儿经过患有梅毒母亲的产道时，梅毒螺旋体也可感染胎儿，导致新生儿传染梅毒。

（4）间接接触传播 由于梅毒螺旋体具有厌氧性，体外不易生存，且对干燥极为敏感，故通过各种器物的间接传染，可能性极小，但是这并不能完全排除梅毒通过间接接触传播的可能。人体内不存在梅毒螺旋体的保护性抗体，因此普通人群为梅毒螺旋体的易感人群。治愈后的梅毒患者，在接触到新的传染源时依然有被感染的风险。如果患者再次感染，我们称其为梅毒再感染。

五、预防控制

（一）高危人群的预防对策和措施

高危人群即具有传播、感染梅毒的高度危险的人群，包括女性性工作者人群、男男同性性行为人群、性病门诊就诊者和嫖客人群。由于这些人群往往存在性伴不固定、多性伴、频繁更换性伴等危险行为，且不习惯、不愿意或不方便坚持在每次性行为中正确使用安全套，从而存在感染梅毒的较高风险。

1. 女性性工作者人群（female sex worker，FSW）

FSW人群感染和传播梅毒的主要高危行为为不安全的性行为，即在商业性性交易中不能坚持正确使用安全套，从而增加了自己感染和传播给其他人的危险；其次是感染了性病后不正确求医行为，包括不及时就诊，选择不适宜的医疗机构进行就诊、进行不科学的自我治疗等，也会增加自己感染和传播性病的可能，并可能导致严重的后遗症，因此，干预工作的中心应该围绕不安全性行为和不正确的就医行为进行。

近年来，为了使干预工作更加符合FSW人群的需求，充分调动可利用的资源,逐步将健康教育、行为干预与性病临床服务、生殖健康服务相结合的理念纳入梅毒干预的工作中。

2. 男男性行为人群(men who have sex with men, MSM)

该人群与其他高危人群有所不同,他们是以同性性取向为特征,有着自己独特的亚文化和生态特征的群体,他们分布在社会的各个层面和领域。他们罹患疾病的风险来源于同性性行为的方式及多性伴、安全套使用率低等。因此,开展针对该人群的预防干预对策或措施就必须有一定的针对性,需要熟悉该人群的特征,综合他们的行为特征,提供系统的、有效的并有针对性的干预措施。经过不断的探索和努力,也经过不断的实践,目前大概采用以疾控中心为基础,MSM 社区组织和其他医疗机构共同参与的干预模式。

3. 性病门诊就诊者(STD clinic client)

性病门诊就诊者一般认为都是具有高危行为的人群,特别是男性就诊者,他们可能涵盖男男性行为者、嫖客等一些具有高危行为者。为了预防梅毒等性病的传播和再传染,相关部门推行了性病门诊规范化诊疗服务,该规范包括了针对就诊者的健康教育和干预服务,旨在增加该人群对梅毒、艾滋病等性病的预防知识的了解,改变高危行为,控制性病的流行和传播,预防艾滋病通过性途径的传播。

(二) 一般人群的预防对策和措施

梅毒本质上讲是一种社会病、行为病。不良的行为和缺乏预防知识是造成梅毒传播流行的主要原因。世界公认对待行为因素所引起的疾病,持续的健康教育、健康促进是最有效的措施,通过教育把有关预防梅毒知识教给群众,提高他们的自我防护能力,是目前预防和控制梅毒最有效的方法之一。

1. 大众宣传

用通俗易懂的语言,以喜闻乐见的形式,应用视听教育手段,通过上述提及的媒介(广播、电视等)向大众普及梅毒的防治知识,提高他们的健康知识水平,改变其所具有的不利于健康的行为和生活方式,从而预防梅毒的发生和传播。

2. 健康教育

目的主要在于通过健康教育的过程来改善、达到、维持和促进个体提高防范梅毒、艾滋病等性病的意识及能力,建立和促进个人、社会对梅毒预防和保持自身健康状况的责任感,帮助人们确定哪些是有害于自己或他人健康的危险行为,促进个体或社会采用明智的决策或选择有利于健康的行为,改变危险行为。

3. 梅毒咨询检测

目的在于求询者通过与咨询员的沟通,咨询员实施帮助/支持(通过咨询员的技能、制造的气氛、沟通过程),很好地倾诉内心因梅毒感染带来的困扰、想法和情感压力,增强自信心,自主地选择正确行为方式以应付面临的问题,适应自己生活中发生的变化,包括个人感染危险的评价及帮助其实施预防行为。

咨询必须坚持以下几项基本原则:保密、尊重、不评判、启发/自我决策、提供信息及坚持职业关系等。只有很好地坚持这些基本的原则才能够保证咨询的有效实施和咨询目标的逐步实现,为预防梅毒的传播创造有利的条件。

常见传染病的潜伏期、隔离期、检疫期

序号	病种	病原	潜伏期		传染期		不同时期传染性			其他说明
			时间	密接医学观察或隔离时间	时间	病例隔离时间	潜伏期	恢复期	其他时段	
1	病毒性肝炎	甲肝病毒	15~45 d, 30 d	45 d	发病前2周~ALT高峰期后1周,大多数黄疸消失,病例出现黄疸后1周	21 d	发病前2w	无传染性	黄后至消失后1周内有传染性	少数患者可延长至病后30 d
		乙肝病毒	45~180 d, 60~90 d		所有HBsAg阳性者均有潜在传染性	急性期隔离至HBsAg阴转	有	可有		存在病原携带者
		丙肝病毒	15~180 d, 60 d(6~9周)		出现首发症状前的1周或数周即有传染性,大多数病人的持续时间不确定	ALT恢复正常或HCV RNA阴转	有	可有		存在病原携带者
		丁肝病毒	2~8周		血液在活动性丁型肝炎感染的各个阶段都具有潜在的感染性,高峰期在发病前期	至HDV RNA及HDVAg阴转	有	可有		存在病原携带者
		戊肝病毒	10~75 d, 40 d	60 d	黄疸发生后14d,以及经口摄入被污染的食物或水约4周后,戊肝病毒可以在粪便中被检测出。大约持续2周左右	发病起3周				

续表

序号	病种	病原	潜伏期		传染期		不同时期传染性			其他说明
			时间	密接医学观察或隔离时间	时间	病例隔离时间	潜伏期	恢复期	其他时段	
2	病毒性腹泻	轮状病毒	成人2~3d，婴幼儿1~3d	3d	急性期和随后的病毒排泄期同期有传染性，通常在感染后8d粪便不再排毒，症状期平均持续4~6d	至症状消失后2d	无			极少数可长达18~42d
		诺如病毒	12~72h,24~48h	3d	急性期直至腹泻停止后的48小时	至症状消失后2d	无			
3	流感	甲、乙、丙型流感病毒	1~3d	加强监测，不需要医学观察	潜伏期具有传染性，发病3d内传染性最强，发病后3~5d,幼儿可长达7d	热退后48h	可有	无		
4	人感染禽流感	H7N9	7d以内	7d	目前认为潜伏期内无传染性	体温正常，临床症状基本消失，呼吸道本人感染H7N9禽流感病毒核酸检测连续2次阴性，可以出院	无	无		

续表

序号	病种	病原	潜伏期		传染期		不同时期传染性			其他说明
			时间	密接医学观察或隔离时间	时间	病例隔离时间	潜伏期	恢复期	其他时段	
		H5N1	1~7 d, 2~4 d	7 d	目前认为潜伏期内无传染性	13岁以上，同时具备下列条件，并持续7 d以上：①临床症状消失。②体温正常。③胸部X线影像检查显示病灶明显吸收；12岁以下：应同时具备上述条件，并持续7 d以上，若自发病至出院不足21 d的，应住院满21 d后方可出院。	无	无		
5	麻疹	麻疹病毒	6~21 d,10 d	21 d	出疹前4 d至出疹后4 d, 出疹当日为第0日	自前驱期出现卡他症状时开始隔离至出疹后4 d, 并发肺部感染的应隔离至出疹后14 d	潜伏期末有	无	前驱期	前驱期传染性最强
6	流行性腮腺炎	腮腺炎病毒	14~25 d, 18 d	25 d?	唾液（腮腺炎症状出现前7 d到后9 d）和尿液（腮腺炎症状出现前6 d到后15 d）中分离到病毒。发病前2 d到发病后4 d传染性最高	从腮腺炎发病日起采取呼吸道隔离施9 d, 腮腺肿大完全消退或不少于病后2周	有	无		

续表

序号	病种	病原	潜伏期		传染期		不同时期传染性			其他说明
			时间	密接医学观察或隔离时间	时间	病例隔离时间	潜伏期	恢复期	其他时段	
7	肾综合征出血热	汉坦病毒	从几天到接近2个月，通常2~4周	不需医学观察	患者无传染性	不需隔离				布尼亚病毒科中唯一一种不以节肢动物作为媒介的病毒
8	流行性乙型脑炎	乙脑病毒	4~21 d，10~14 d	不需医学观察	患者无传染性	不需隔离				6个月后需随访
9	登革热与登革出血热	登革病毒	3~15 d，5~8 d	15 d	潜伏期末及发热期内有传染性，主要局限于发病前6~18 h至发病后3~5 d，通常3~5 d。	昆虫隔离直到病人退热	潜伏期末有	无		蚊子吸血后8~12 d即产生传染性，且维持终生
10	狂犬病	狂犬病毒	通常3~8周，最长7年，最短9 d	不需	感染的狗和猫，一般在症状出现前3~7 d即（很少超过4 d）即具有传染性，甚至可贯穿整个病程	在病程中需对呼吸道分泌物进行接触隔离，死亡				

序号	病种	病原	潜伏期		传染期		不同时期传染性			其他说明
			时间	密接医学观察或隔离时间	时间	病例隔离时间	潜伏期	恢复期	其他时段	
11	艾滋病	人类免疫缺陷病毒	数月~15年,9年	不需	尚不明确;推测传染期可能从感染HIV开始到生命结束前	不需要对HIV阳性者进行隔离,隔离是无效和不当措施,对所有住院病人实施通用防护措施	有			
12	传染性非典型肺炎	SARS冠状病毒	1~16 d,3~5 d	隔离14 d	初期研究提示临床症状出现前不具传染性,最长的传染期不超过21 d	同时具有:体温正常7 d以上;呼吸系统症状明显改善;X线胸片有明显吸收	无	未知		发病后1周内传染性最强
13	手足口病	肠道病毒	2~10 d,平均3~5 d,病程一般为7~10 d	不需	急性期或更长?	患儿被发现至症状消失后1周	无	有		
14	发热伴血小板减少综合征	新型布尼亚病毒	不清楚,可能1~2周	不需	发病后19 d	一般不需隔离,体温正常,症状消失,临床实验室检查指标基本正常或改善后,可出院				血液可有传染性
15	中东呼吸综合征	MERS-CoV	7~14 d	居家医学观察14 d	发病后,或与SARS类似?	体温基本正常,临床症状好转,病原学检测连续两次阴性	无			采集密接标本,每日至少2次测量体温

续表

序号	病种	病原	潜伏期		传染期		不同时期传染性			其他说明
			时间	密接医学观察或隔离时间	时间	病例隔离时间	潜伏期	恢复期	其他时段	
16	黄热病	黄热病毒	3~6 d,外潜伏期9~12 d	共同暴露者6 d?	病人在发热前的较短时间和疾病开始后第3~第5天	昆虫隔离至病后5 d?	有	无		
17	埃博拉出血热	埃博拉病毒	2~21 d,7 d	隔离3周	发热前无传染性,只要血液和分泌物中含有病毒,随着疾病进展传染性会增加	体温正常后7 d,或病后21 d	无	精液中可携带2~3月		
18	马尔堡出血热	马尔堡病毒	3~9 d,较长的超过2周	隔离4周	与埃博拉类似		无	精液中可携带2~4个月		
19	肠道病毒性脑膜炎等	埃可病毒		23 d			无			与柯萨奇类似
20	伤寒	伤寒沙门菌	3~60 d,7~14 d		为细菌在排泄物中持续存在的时间,通常从第1周至恢复期,时间长短不一(副)伤寒常为1~2周),约10%未经治疗的伤寒病人在症状出现后3个月仍有排菌,2%~5%成为长期带菌者。少数副伤寒携带者可能成为长期的胆囊带菌者。	症状消失后2周可解除临床隔离或症状消失,停药1周后,粪便2次阴性后,(间隔2~3 d),方可解除隔离。对伤寒恢复期患者进行带菌检查,一般在病后1个月和3个月,各类便检2~3次,每次间隔2~3 d	无	可有		存在慢性带菌者

续表

序号	病种	病原	潜伏期		传染期		不同时期传染性			其他说明
			时间	密接医学观察或隔离时间	时间	病例隔离时间	潜伏期	恢复期	其他时段	
21	副伤寒	副伤寒甲乙丙	2~15 d, 6~10d	15d						
22	细菌感染性腹泻	大肠埃希菌、耶尔森菌、变形杆菌、艰难梭菌、沙门菌、志贺菌等	起病急,数小时至数天,也有数周	一般不需						粪便中排毒
23	霍乱	O1 和 O139	数小时至5 d,2~3 d	5 d	粪检阳性期都有传染性,通常仅维持到恢复后的几天。	粪便培养每日1次,停用抗生素后连续2次阴性;无粪检条件,自发病日起,住院隔离超过7 d	可有	可有		存在潜伏期带菌者和恢复期带菌者
24	细菌性痢疾	志贺菌	数小时至7 d,1~4 d	7 d	从急性感染至粪便不再排菌,通常在发病后4周内	症状消失,停药后连续2次(隔日)粪检阴性方可解除隔离;不具备细菌培养条件,待患者症状消失,大便正常1周后方可出院。对慢性痢疾患者和带菌者应定期进行访视管理,治疗后,粪便培养连续3次(隔周1次)为阴性者,方可解除访视管理	可有	可有		

续表

序号	病种	病原	潜伏期		传染期		不同时期传染性			其他说明
			时间	密接医学观察或隔离时间	时间	病例隔离时间	潜伏期	恢复期	其他时段	
25	布鲁菌病	布鲁菌	1～3周,平均2周,最短仅3 d,最长可达1年	不需	无人—人传播	不需隔离治疗				
26	鼠疫	鼠疫耶尔森菌	一般在1～6 d,多为2～3 d,个别病例可达8～9 d,腺型和皮肤型鼠疫约为2～8 d;原发性肺鼠疫和败血型鼠疫约为1～3 d	9 d,曾预防接种者12 d	发病后,腺鼠疫破溃后才有传染性,所有患者的血液有传染性,肺炎型可经呼吸道传播	体温恢复正常,主要症状消失,每隔1天细菌学检验,连续3次阴性可解除隔离。出院;腺鼠疫,肿大的淋巴结(仅残留小块能够移动的硬结,或完全触碰不到,全身症状消失后,观察3～5 d,病情无反复者;体温恢复正常,一般症状消失,痰及咽部分泌物连续3次以上鼠疫菌检验阴性(每隔3天做鼠疫菌检验1次);败血症型鼠疫患者,其他类型鼠疫患者,体温恢复正常,一般症状消失,血液连续3次以上鼠疫菌检验阴性(每隔3天做鼠疫菌检验1次)	无	无		曾预防接种者,潜伏期可长达9～12 d

续表

序号	病种	病原	潜伏期		传染期		不同期传染性			其他说明
			时间	密接医学观察或隔离时间	时间	病例隔离时间	潜伏期	恢复期	其他时段	
27	炭疽	炭疽芽孢杆菌	数小时至2年，1～5 d，肺炭疽一般在几小时内	12 d，肺炭疽密接需隔离	发病后才有传染性	皮肤炭疽病例隔离至创口痊愈、痂皮脱落为止。其他类型病例应待症状消失、分泌物或排泄物培养两次阴性后出院	无	无		
28	白喉	白喉杆菌	1～7 d，2～4 d	7 d	通常2周或稍短，极少超过4周	治愈后连续2次（隔天1次）咽拭子白喉杆菌培养阴性，可解除隔离（有说3次），无法进行培养的地方，对病人隔离可能要持续到适当的抗生素治疗14 d之后方能解除，带菌者青霉素或红霉素治疗7～10 d，细菌培养3次阴性后始能解除隔离	无?	可有		

续表

序号	病种	病原	潜伏期		传染期			不同时期传染性			其他说明
			时间	密接医学观察或隔离时间	时间	病例隔离时间		潜伏期	恢复期	其他时段	
29	百日咳	百日咳杆菌	2~21 d、7~10 d	3周	在卡他早期和阵发性咳嗽开始的两周内传染性强。此后传染性逐渐降低，大约3周时虽然仍有持续的咳嗽，伴有吼声但已经几乎没有传染性。抗生素治疗5 d后不再有传染性	至病后40 d		无	无		病程长
30	猩红热	化脓性链球菌	1~7 d、2~3 d	7 d	未治疗、不复杂的病例，传染期为10~21 d;有脓性分泌物的患者，在不治疗的情况下，传染期为几个月。使用足够的青霉素治疗，传染性会在24 h内消失	咽拭子培养连续3次阴性并且无化脓性并发症出现，不少于7 d。		无	有		
31	流行性脑脊髓膜炎	脑膜炎奈瑟菌	1~7 d、2~3 d	7 d	直到鼻咽部排出物里不再有活的脑膜炎球菌	至少隔离至症状消失后3 d，但不得短于病后7 d		无?	可有		
32	结核病	结核分枝杆菌	2~10周出现结核菌素反映，1~2年发展为活动性肺结核，患儿结核风险最高，	不需	理论上，只要痰中找到结核杆菌就有传染性。通过有效的抗化疗通常可以在2~4周内消除传染性，患有原发性肺结核的儿童一般没有传染性	直接督导下短程化疗(DOTS)					

续表

序号	病种	病原	潜伏期		传染期			不同时期传染性			其他说明
			时间	密接医学观察或隔离时间	时间	病例隔离时间	潜伏期	恢复期	其他时段		
33	人感染猪链球菌病	猪链球菌	4h～7d，2～3d	不需		不需隔离					
34	耶尔森菌感染	小肠结肠炎、假结核耶尔森菌	可能是3～7d，少于10d	不需要	续发传播少见。症状期、经粪排菌，通常持续2～3周。未治疗的病例排菌时间可达2～3个月。长期无症状携带者在儿童和成人中均有报道	对住院病例实施肠道防范措施	无	有			
35	军团菌属感染	军团菌	军团菌病潜伏期2～10d，通常5～6d；庞蒂亚克热潜伏期5～66h，通常24～48h	不需	无人传人	不需隔离治疗					
36	流行性斑疹伤寒	普氏立克次体	5～23d，10～14d	2～3周	约3周，第1周传染性最强，病人在发热期，也可能在体温恢复正常后2～3d，对氯有感染性，感染的氯可在吸血后2～6d内，在粪便中排出立克次体，氯在感染后2周内均会死亡，立克次体在死氯中仍可能存活数周	早期昆虫隔离治疗至热退？	潜伏期末1～2d	有			病程2周

续表

序号	病种	病原	潜伏期 时间	密接医学观察或实施隔离时间	传染期 时间	病例隔离时间	不同时期传染性 潜伏期	恢复期	其他时段	其他说明
37	地方性斑疹伤寒	莫氏立克次体	1~2周,通常为12 d	不需	蚤一旦感染,终生携带(长达1年),并传至下一代	不需				不人传人
38	恙虫病	恙虫病东方体	4~21 d,10~14 d	不需	无人传人	不需				不人传人
39	人无形体	人粒细胞无形体	7~14 d,9 d	不需	无人传人	一般不需要对病人实施隔离				血液有传染性
40	Q热	伯纳特立克次体	2~3周	不需	人传人极罕见	不需				家畜为主要传染源,主要经空气传播
41	钩端螺旋体病	钩端螺旋体	2~28 d,7~14 d	不需	人与人传播少见,急性发病后,钩体通过动物尿液排出通常持续1个月左右	不需				
42	莱姆病	伯氏疏螺旋体	3~20 d,9 d	不需	无人传人	不需				
43	阿米巴病	溶组织内阿米巴	几天到几个月或几年不等;通常是2~4周	不需	整个包囊排放期均具有传染性,可持续数年	肠道隔离治疗		有		是否与细菌性痢疾相似处置相同?

续表

序号	病种	病原	潜伏期		传染期		不同时期传染性			其他说明
			时间	密接医学观察或隔离时间	时间	病例隔离时间	潜伏期	恢复期	其他时段	
44	疟疾	疟原虫	间日疟、卵形疟:13～15 d;三日疟:24～30 d;恶性疟:7～12 d	不需	只要人的血液中存在有传染性的配子体,就有可能传染给蚊子,传染性取决于蚊子可吸取原虫的种类和治疗的效果。未经治疗或治疗未彻底治疗的患者,可成为蚊子的传染源,三日疟可长达数年,间日疟可达5年,恶性疟一般不超过1年。蚊子一般终生保持传染性。只要患者循环血液中存在疟原虫无性生殖体在疟可持续40年以上(三日疟),就可造成输血型传播。储存的血液中可保持至少1个月的传染性	防蚊治疗,直到显微镜观察血中无配子体为止	无	有		
45	黑热病	杜氏利什曼原虫	10d～9年,3～5个月	不需	白蛉叮咬而感染的病例未经治疗利什曼原虫存留在损害部位可达几个月到2年	不需				人与人之间不直接传播
46	日本血吸虫病	日本血吸虫	30～60 d,40 d	不需	感染的螺只要有生命力就会释放出尾蚴,可持续数周至大约3个月	不需;粪便血液消毒				人与人之间不直接传播

续表

序号	病种	病原	潜伏期		传染期		不同期传染性			其他说明
			时间	密接医学观察或隔离时间	时间	病例隔离时间	潜伏期	恢复期	其他时段	
47	克雅氏病	朊粒	5～10 年	不需	在潜伏期早期感染性即存在于淋巴组织中。在潜伏期晚期中枢神经系统的感染性水平上升,高水平的感染性贯穿于发病期	不需	有			血液可能
48	支原体肺炎	支原体	6～32 d	不需	很可能少于 20 d。治疗并不能清除呼吸道中的病原体,病原体可在呼吸道持续 13 周之久	不需				
49	衣原体肺炎	衣原体	可能为 3～4 周	不需	但推测传染期较长;某些发生在军队中的暴发曾持续 8 个月	不需				

参 考 文 献

[1] 杨绍基,任红,陈智,等.主要传染病学[M].8版 北京:人民卫生出版社,2013.

[2] 刘锡光,祁自柏,熊诗松,等.病毒性肝炎实验诊断学[M].北京:人民卫生出版社,1999.

[3] 中华医学会肝病学分会,中华医学会传染病与寄生虫病学分会.丙型肝炎防治指南[J].中华肝脏病杂志,2004,12(4):194~198.

[4] 戴志澄,齐国明.中国病毒性肝炎血清流行病学调查(上卷)[M].北京:科学技术文献出版社,1997.

[5] 陈园生,李黎,崔富强,等.中国丙型肝炎血清流行病学研究[J].中华流行病学杂志,2011,32(9):888~891.

[6] 王岚,李东民,葛琳,等.2009~2012中国艾滋病哨点监测人群丙型肝炎病毒感染状况分析.中华流行病学杂志,2013,34(6):543~547.

[7] 中国医师协会感染科医师分会.戊型病毒性肝炎诊疗规范.中华临床感染病杂志,2009,2(5):260~263.

[8] David L. Heymann主编,冯子健译.传染病控制手册(18版.中文)[M].北京:中国协和医科大学出版,2008.

[9] 肖东楼,罗会明,李德新.登革热防治手册[M].北京:人民卫生出版社,2008.

[10] 中国疾病预防控制中心.全国登革热监测方案[K],2006.

[11] 谢世宏.狂犬病防治手册[M].四川:科学技术出版社,2003

[12] 宋干,吴文化,陈化新,等.流行性出血热防治手册[M].北京:人民卫生出版社,1998

[13] 中华人民共和国卫生部.乡村卫生人员手足口病防治手册[K],2010.

[14] 中华人民共和国卫生部.手足口病诊疗指南(2010年版)[K],2010.

[15] 中华人民共和国卫生部.手足口病预防控制指南(2009年版)[K],2009.

[16] 嵇红. 肠道病毒 71 型灭活疫苗临床试验的现状及展望[J]. 中华预防医学杂志,2014,48(9):827~834.

[17] 中华人民共和国卫生部.国家突发公共卫生事件相关信息报告管理工作规范(试行)[S].2005.

[18] 李文忠. 现代麻风病学[M]. 上海:上海科学技术出版社,2006.

[19] 卫生部疾病预防控制局,中国疾病预防控制中心麻风病控制中心.全国消除麻风病危害规划实施工作指南(2012 年版)[M]. 南京:江苏科学技术出版社,2013.

[20] 中国疾病预防控制中心.急性出血性结膜炎预防控制技术指南(试行). 2007

[21] 陶炳根,马福宝.疫苗的应用与发展[M].北京:人民军医出版社,2009.

[22] 中华人民共和国卫生部. 全国急性弛缓性麻痹(AFP)病例监测方案[K],2006.

[23] 中华人民共和国卫生部. 全国流行性脑脊髓膜炎监测方案[K],2006.

[24] 吕宝成,康来仪,胡晓抒,等.使用传染病防治(第2 版)[M]. 北京:学苑出版社,2005.

[25] 迮文远.计划免疫学(第2 版)[M].上海:上海科学技术文献出版社,2001.

[26] 中华人民共和国卫生部.全国流行性乙型脑炎监测方案[S].2006.

[27] 潘会明,陈斌,等.疫苗可预防疾病流行病学和预防[M]. 湖北:科学技术出版社,2003.

[28] 布鲁氏菌病诊疗指南(卫生部2012 试行版)

[29] 卫生部疾病预防控制局. 布鲁氏菌病防治手册[M]. 北京:人民卫生出版社,2008.

[30] 中华人民共和国卫生行业标准[K],WS280—2008.

[31] 肖东楼. 霍乱防治手册(第6 版)[M]. 北京:人民卫生出版社,2013.

[32] 王陇德.卫生应急工作手册[M]. 北京:人民卫生出版社,2005.

[33] 中华人民共和国卫生部.炭疽病诊断治疗与处置方案[K],2005.

[34] 梁旭东,董树林,肖东楼. 炭疽防治手册[M]. 北京:中国农业出版社,2001.

[35]卫生部疾病预防控制局,中国疾病预防控制中心编著. 痢疾防治手

册[M].北京:人民卫生出版社,2006。

[36] 中华人民共和国卫生部.钩端螺旋体病诊疗指南(2012 试行版),2012.

[37] 卫生部疾病预防控制局,卫生部医政司,中国疾病预防控制中心.中国结核病防治规划实施工作指南(2008 年版)[M].北京:中国协和医科大学出版社,2009.

[38] 羊海涛,陆伟,竺丽梅.耐药结核病的治疗与控制[M].北京:军事医学科学出版社,2014.

[39] 王虹,许卫国.新编结核病防治 300 问[M].南京:东南大学出版社,2008.

[40] 龚向东.性病防治培训手册:疫情监测[M].北京:人民卫生出版社,2011.

[41] 王千秋.性病防治培训手册:诊断与治疗[M].北京:人民卫生出版社,2011.

[42] 尹跃平.性传播疾病实验室诊断指南[M].上海:上海科学技术出版社,2007.